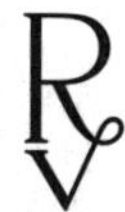

OLIVER SACKS

DER STROM DES BEWUSSTSEINS

ÜBER KREATIVITÄT UND GEHIRN

Aus dem Englischen von Hainer Kober

ROWOHLT

Die amerikanische Originalausgabe erschien 2017 unter dem Titel *The River of Consciousness* bei Alfred A. Knopf, a division of Penguin Random House LLC, New York, und in Kanada bei Alfred A. Knopf Canada, a division of Penguin Random House Kanada Limited, Toronto.

1. Auflage Dezember 2017 Redaktion Uwe Naumann Innentypographie Daniel Sauthoff Satz Abril Text OTF (InDesign) bei Pinkuin Satz und Datentechnik, Berlin Druck und Bindung CPI books GmbH, Leck, Germany ISBN 978 3 498 06434 1

Für Bob Silvers

INHALT

VORWORT

Zwei Jahre vor seinem Tod im August 2015 skizzierte Oliver Sacks den Inhalt von *Der Strom des Bewusstseins*, dem letzten Buch, das er noch selbst in die Wege leiten konnte, und beauftragte uns drei, für seine Veröffentlichung zu sorgen.

Einer von vielen Auslösern dieses Buchs war der Umstand, dass Sacks 1991 von einem holländischen Filmemacher eingeladen worden war, an der dokumentarischen Fernsehserie *A Glorious Accident* teilzunehmen. In der letzten Folge setzten sich sechs Wissenschaftler – der Physiker Freeman Dyson, der Biologe Rupert Sheldrake, der Paläontologe Stephen Jay Gould, der Wissenschaftshistoriker Stephen Toulmin, der Philosoph Daniel Dennett und Dr. Sacks – gemeinsam an einen Tisch, um einige der wichtigsten Fragen der naturwissenschaftlichen Forschung zu erörtern: den Ursprung des Lebens, die Bedeutung der Evolution, das Wesen des Bewusstseins. In einer lebhaften Diskussion zeigte sich eines sehr deutlich: Sacks vermochte sich mühelos zwischen allen Disziplinen zu bewegen. Sein wissenschaftliches Verständnis beschränkte sich nicht auf die Neurowissenschaft oder die Medizin; er begeisterte sich für alle Probleme, Ideen und Fragen der Naturwissenschaften. Diese umfassenden Kenntnisse und sein leidenschaftliches Interesse bestimmen den Horizont des vorliegenden Buchs, in dem er sich nicht nur mit dem Wesen menschlicher Erfahrung befasst, sondern dem des ganzen Lebens (einschließlich des botanischen).

In *Der Strom des Bewusstseins* betrachtet er Evolution, Botanik, Chemie, Medizin, Neurowissenschaft und die Kunst, wobei er sich auf seine großen wissenschaftlichen und kreativen Helden beruft – allen voran Darwin, Freud und William James. Von frühester Jugend an waren diese Autoren für Sacks ständige Begleiter, weshalb sich ein Großteil seines Werks als ein erweitertes Gespräch mit ihnen verstehen lässt. Wie Darwin war er ein genauer Beobachter und begeisterter Sammler von Proben aus der Pflanzen- und Tierwelt, von denen er viele dank seiner sehr umfangreichen Korrespondenz mit Patienten und Kollegen erhielt. Wie Freud trieb es ihn, menschliches Verhalten in seinen rätselhaftesten Manifestationen zu verstehen. Wie James bleibt Sacks, auch wenn er theoretische Gegenstände wie Zeit, Gedächtnis und Kreativität untersucht, der Besonderheit konkreter Erfahrung verpflichtet.

Dr. Sacks wollte das vorliegende Buch Robert Silvers widmen, der mehr als 30 Jahre lang sein Herausgeber, Mentor und Freund war und eine Anzahl der hier versammelten Aufsätze in *The New York Review of Books* veröffentlichte.

Kate Edgar, Daniel Frank und Bill Hayes

KAPITEL EINS

DARWIN UND DER SINN DER BLUMEN

Wer kennt die Geschichte nicht: Der zweiundzwanzigjährige Charles Darwin heuert auf der *Beagle* an und fährt bis ans Ende der Welt; Darwin in Patagonien; Darwin in den argentinischen Pampas (wo es ihm gelingt, seinem Pferd ein Lasso um die Beine zu werfen); Darwin in Südamerika, wo er die Knochen riesenhafter ausgestorbener Tiere sammelt; Darwin in Australien, wo er – immer noch religiös – beim Anblick eines Kängurus staunt («Gewiss müssen hier zwei verschiedene Schöpfer am Werk gewesen sein»). Und, natürlich, Darwin auf dem Galápagos-Archipel, wo er feststellt, dass die Finken auf jeder Insel anders aussehen; und wo er eine bahnbrechende Idee hat, eine neue Vorstellung von der Evolution der Lebewesen, die ein Vierteljahrhundert später zur Veröffentlichung der *Entstehung der Arten* führen sollte.

Mit der Veröffentlichung der *Entstehung* im November 1859 erreicht die Geschichte ihren Höhepunkt – und wird noch mit einer Art elegischem Nachspiel versehen: dem Bild eines ältlichen und kränkelnden Darwin, der in den gut zwanzig Jahren, die ihm verbleiben, ziemlich plan- und ziellos im Garten seines Anwesens Down House herumwerkelt; vielleicht noch ein oder zwei Bücher schreibt, obwohl sein Hauptwerk längst vollendet ist.

Nichts könnte falscher sein. Darwin blieb äußerst empfänglich für Kritik wie für Belege, die seine Theorie der natürlichen Selektion untermauerten. Das veranlasste ihn, nicht weniger als fünf Ausgaben der *Entstehung* herauszubringen. Gewiss hätte er sich nach 1859 in seinen Garten und zu seinen Gewächshäusern zurückziehen können (rund um Down House gab es weitläufige Ländereien und fünf Gewächshäuser), doch für ihn wurden sie zu einem kriegerischen Arsenal, das ihm dazu diente, die Kritiker draußen mit immer neuen Beweisen zu beschießen – Beschreibungen ungewöhnlicher Strukturen und Verhaltensweisen von Pflanzen, die sich nur schwer auf einen einzelnen Schöpfungsakt oder auf Design zurückführen ließen – eine Fülle von Belegen für Evolution und natürliche Selektion, die weit überwältigender war als alles, was er in der *Entstehung* vorgelegt hatte.

Seltsamerweise schenken selbst Darwin-Forscher seinem botanischen Werk relativ wenig Aufmerksamkeit, obwohl es sechs Bücher und gut siebzig Artikel umfasst. So schrieb Duane Isely 1994 in seinem Buch *One Hundred and One Botanists*, dass zwar

> **mehr Bücher über Darwin geschrieben wurden als über irgendeinen anderen Biologen, der jemals gelebt hat ... Aber er wird nur selten als Botaniker dargestellt ... Die Tatsache, dass er einige Bücher über seine Pflanzenforschung geschrieben hat, findet zwar recht oft beiläufige Erwähnung in der Darwin-Literatur, aber doch meist so mit dem Unterton: «Selbst ein großer Mann muss hin und wieder spielen.»**

Darwin hatte immer eine besondere Vorliebe und große Bewunderung für Blumen. («Ich hatte immer Freude daran, die Pflanzen in der Rangordnung organisierter Wesen höher zu stufen»[1]). Er wuchs in einer botanischen Familie auf – sein Großvater Erasmus Darwin hatte *The Botanic Garden*, ein umfangreiches zweibändiges Werk, verfasst, und Darwin selbst wuchs in einem Haus auf, dessen weitläufige Gärten nicht nur mit Blumen gefüllt waren, sondern auch mit verschiedenen Spielarten von Apfelbäumen, die für erhöhte Widerstandskraft gezüchtet worden waren. Die einzigen Vorlesungen, die Darwin als Student in Cambridge regelmäßig besuchte, waren die des Botanikers J.S. Henslow, und es war Henslow, der die außergewöhnlichen Fähigkeiten seines Studenten erkannte und ihn für eine Stellung auf der *Beagle* empfahl.

Diesem Henslow schrieb Darwin sehr eingehende Briefe voller Beobachtungen über die Fauna, Flora und Geologie der Orte, die er besuchte. (Als die Briefe gedruckt und in Umlauf gebracht wurden, machten sie ihren Verfasser in wissenschaftlichen Kreisen berühmt, noch bevor er mit der *Beagle* nach England zurückgekehrt war.) Für Henslow stellte Darwin auf den Galápagos eine sorgfältige Sammlung aller blühenden Pflanzen zusammen und merkte an, dass verschiedene Inseln des Archipels häufig verschiedene Arten derselben Gattung aufwiesen. Das wurde für ihn ein entscheidender Beweis, als er über die Rolle geographischer Divergenz für den Ursprung neuer Arten nachdachte.

2008 wies David Kohn in einem brillanten Essay darauf hin, dass die weit über zweihundert Pflanzenexemplare, die Darwin auf den Galápagos sammelte, «die einflussreichste naturhistorische Einzelsammlung lebender Organismen der gesamten

Wissenschaftsgeschichte ist ... Sie sollte sich auch als Darwins bestdokumentiertes Beispiel für die Evolution der Arten auf den Inseln erweisen.»

(Dagegen waren die Vögel, die Darwin sammelte, nicht immer korrekt bestimmt oder der richtigen Herkunftsinsel zugeordnet. Erst als Darwin nach England zurückgekehrt war, wurden diese Exemplare – ergänzt durch die Proben, die seine Schiffskameraden gesammelt hatten – von dem Ornithologen John Gould geordnet und systematisiert.)

Darwin freundete sich mit zwei Botanikern an, Joseph Dalton Hooker in Kew Gardens und Asa Gray in Harvard. Hooker war in den 1840er Jahren sein Vertrauter geworden – der einzige Mensch, dem er die ersten Entwürfe seines Werks über die Evolution zeigte –, während Asa Gray erst in den 1850er Jahren zum inneren Kreis hinzukam. Beiden konnte Darwin mit steigendem Enthusiasmus von «*unserer* Theorie» berichten.

Zwar bezeichnete sich Darwin gern als Geologe (er schrieb drei geologische Bücher, in denen er die während der *Beagle*-Reise gesammelten Beobachtungen verarbeitete, und entwickelte eine verblüffend originäre Theorie über die Entstehung von Korallenatollen, die erst in der zweiten Hälfte des 20. Jahrhunderts experimentell bestätigt wurde), doch betonte er stets, er sei kein Botaniker. Ein Grund dafür war der Umstand, dass die Botanik (obwohl sie Anfang des 18. Jahrhunderts einen vielversprechenden Anfang mit Stephen Hales' *Vegetable Staticks* hatte, einem Buch voll faszinierender Experimente über Pflanzenphysiologie) eine fast gänzlich deskriptive und taxonomische Disziplin blieb: Pflanzen wurden bestimmt, klassifiziert und mit Namen versehen, aber nicht *erforscht.* Darwin war vor allem ein Forscher, der sich für das «Wie» und «Warum» der

Morphologie und des Verhaltens von Pflanzen interessierte, nicht für das «Was».

Für Darwin war die Botanik nicht nur eine Nebenbeschäftigung oder Liebhaberei wie für so viele Menschen in viktorianischer Zeit; das Studium der Pflanzen war für ihn immer auf einen theoretischen Zweck ausgerichtet, und dieser Zweck betraf Evolution und natürliche Selektion. Es war, so schrieb sein Sohn Francis, «als sei er mit theoretischer Energie aufgeladen, die immer auf dem Sprung war, sich beim geringsten Anlass in jeden sich bietenden Kanal zu entladen, sodass kein Faktum, und mochte es noch so klein sein, davor sicher war, einen Strom von Theorie freizusetzen».

Im 18. Jahrhundert hatte der schwedische Naturforscher Carl von Linné nachgewiesen, dass Blumen Geschlechtsorgane haben (Stempel und Staubblätter), und seine Klassifikation an ihnen ausgerichtet. Aber man nahm fast allgemein an, dass sich Blütenpflanzen durch Selbstbefruchtung fortpflanzen – warum sonst enthielt jede Blüte sowohl männliche wie weibliche Organe? Linné trieb so manchen Spaß mit der Idee; so stellte er eine Blüte mit neun Staubgefäßen und einem Stempel als Schlafgemach dar, in dem ein junges Mädchen von neun Liebhabern umgeben war. Einen ähnlichen Einfall hatte Darwins Großvater im zweiten Band von *The Botanic Garden*, der den Titel *The Loves of the Plants* trägt. In solcher Atmosphäre wuchs der kleine Darwin auf.

Doch binnen ein oder zwei Jahren nach seiner Rückkehr von der *Beagle* sah Darwin sich aus theoretischen Gründen genötigt, das Konzept der Selbstbefruchtung in Frage zu stellen. 1837 schrieb er in sein Notizbuch: «Unterliegen Pflanzen, die sowohl männliche als auch weibliche Organe haben, nicht dennoch den

Einflüssen anderer Pflanzen?» Wenn sich Pflanzen tatsächlich evolutionär entwickelt haben sollten, so überlegte er, sei die Fremdbefruchtung unbedingt erforderlich – ansonsten könnte es niemals irgendwelche Veränderungen geben, und die Welt müsste sich mit einer einzigen, sich selbst reproduzierenden Pflanze zufriedengeben, statt über die außerordentliche Fülle von unterschiedlichen Arten zu verfügen, von denen wir umgeben sind. Anfang der 1840er Jahre begann Darwin, seine Theorie zu überprüfen, indem er eine Vielzahl von Blüten sezierte (unter anderem Rhododendren und Azaleen). Dabei wies er nach, dass viele Blüten über morphologische Mechanismen zur Verhinderung oder Minimierung der Selbstbestäubung verfügten.

Doch erst nach der Veröffentlichung von der *Entstehung der Arten* im Jahr 1859 konnte sich Darwin ganz den Pflanzen widmen. Während er in seinen frühen Werken in erster Linie Beobachter und Sammler war, gewann er seine neuen Erkenntnisse jetzt durch Experimente.

Wie andere Naturforscher hatte er beobachtet, dass Primelblüten in zwei verschiedenen Formen vorkommen: eine «Nadel»-Form mit langem Griffel – der weibliche Teil der Blüte – und eine «Knäuel»-Form mit kurzem Griffel. Man meinte, diese Unterschiede hätten keine besondere Bedeutung. Doch Darwin war anderer Meinung, und als er Primelsträuße untersuchte, die ihm seine Kinder brachten, stellte er fest, dass das Verhältnis von Nadeln zu Knäueln exakt eins zu eins betrug.

Darwins Phantasie war höchst erregbar: Ein Eins-zu-eins-Verhältnis war genau das, was man von einer Art mit getrennten männlichen und weiblichen Blüten erwartete – war es denkbar, dass die Blüten mit langem Griffel, obwohl Hermaphroditen, im

Begriff waren, weibliche Blüten zu werden, und die kurzgriffeligen, sich zu männlichen Blüten zu entwickeln? Erblickte er tatsächlich Zwischenformen, den unmittelbaren evolutionären Prozess selbst? Es war eine hübsche Idee, aber sie hielt einer Überprüfung nicht stand, denn die kurzgriffeligen Blüten, die vermeintlich männlichen, produzierten genauso viel Samen wie die langgriffeligen «weiblichen» Blüten. Das war (wie sein Freund T.H. Huxley es formuliert hätte) die «Ermordung einer schönen Hypothese durch eine hässliche Tatsache».

Welche Bedeutung hatten dann diese verschiedenen Griffellängen und ihr Eins-zu-eins-Verhältnis? Darwin ließ die Theorien und wandte sich dem Experiment zu. In mühevoller Kleinarbeit versuchte er, sich als Bestäuber zu betätigen. Mit dem Gesicht nach unten lag auf dem Rasen und übertrug Pollen von einer Blüte auf die andere: langgriffelig auf langgriffelig, kurzgriffelig auf langgriffelig, langgriffelig auf kurzgriffelig und so weiter. Nachdem die Samen produziert waren, sammelte er sie ein, wog sie und stellte fest, dass die reichste Samenausbeute von den fremdbestäubten Blüten produziert wurde. Daraus schloss er, dass die Heterostylie – Pflanzen besitzen Griffel von verschiedenen Längen – ein spezieller Mechanismus ist, der sich evolutionär entwickelt hat, um die Kreuzbefruchtung zu verstärken. Dadurch wird die Zahl und Lebensfähigkeit von Samen erhöht (er nannte das «hybride Vitalität»). Später schrieb Darwin: «Daß ich herausfand, welche Bedeutung die Bauart dieser Pflanzen hat, verschaffte mir mehr Befriedigung als sonst etwas in meinem wissenschaftlichen Leben.»[2]

Obwohl dieser Gegenstand weiterhin ein spezielles Interessengebiet von Darwin blieb (1877 veröffentlichte er darüber ein Buch mit dem Titel *The Different Forms of Flowers on Plants of the Same Species* [dt.: *Die verschiedenen Blüthenformen an Pflanzen der nämlichen Art*, Stuttgart 1877]), interessierte er sich jetzt vor allem für die Frage, welche Anpassungsmechanismen den Blütenpflanzen ermöglichten, Insekten für ihre Befruchtung zu verwenden. Es war allgemein bekannt, dass Insekten von bestimmten Blüten angezogen werden, sie aufsuchen und mit Pollen bedeckt wieder herauskommen. Aber niemand hatte dem größere Bedeutung beigemessen, da man annahm, Blüten seien Selbstbefruchter.

Darwin hatte bereits 1840 Verdacht geschöpft; in den 1850er Jahren gab er fünf seiner Kinder den Auftrag, die Flugwege männlicher Hummeln aufzuzeichnen. Seine besondere Bewunderung galt den einheimischen Orchideen, die auf den Wiesen in der Umgebung von Down House wuchsen, daher begann er mit diesen Blumen. Mit der Hilfe von Freunden und Korrespondenten, die ihm Orchideen zu Studienzwecken zuschickten, vor allem aber dank Hooker, der jetzt Direktor von Kew Gardens war, bezog er auch Ideen aller Art in seine Forschungsarbeiten ein.

Die Orchideenarbeit kam rasch und gut voran, sodass Darwin sein Manuskript 1862 in Druck geben konnte. Das Buch hatte einen typischen viktorianischen Titel – fürchterlich lang und ausführlich: *On the Various Contrivances by Which British and Foreign Orchids Are Fertilised by Insects* (*Über die Einrichtungen zur Befruchtung Britischer und ausländischer Orchideen durch Insekten und über die günstigen Erfolge der Wechselbefruchtung*, Stuttgart 1862). Auf den ersten Seiten stellt er klar, welche Absichten, oder Hoffnungen, er mit dem Buch verbindet:

> In meinem Buche *Über die Entstehung der Arten* habe ich nur allgemeine Gründe für meine Ansicht angeführt, dass die Organismen-Arten einem gemeinsamen Naturgesetze zufolge von Zeit zu Zeit einer Kreuzung verschiedener Individuen miteinander bedürfen oder, was Dasselbe ist, dass kein Zwitter während einer Reihe aufeinanderfolgender Zeugungen immer sich selbst befruchtet. Da ... will ich jetzt den Beweis liefern, dass ich denselben nicht ohne eingehende Forschung ausgesprochen habe ... Diese Abhandlung veranlasst mich auch den Nachweis zu versuchen, dass das Studium der Organischen Wesen ebenso ansprechend für denjenigen Beobachter, welcher von der Abhängigkeit ihrer Einrichtung von Naturgesetzen vollkommen überzeugt ist, als für jeden werden kann, der jede unbedeutende Einzelheit ihres Baus als das Ergebnis eines unmittelbaren Eingreifens des Schöpfers betrachtet.[3]

Hier fordert Darwin die Zunft unmissverständlich heraus, indem er sagt: «Erklärt *das* besser – wenn ihr könnt.»

Darwin erforschte Orchideen und Blüten, wie es noch niemand vor ihm getan hatte, und lieferte in seinem Orchideenbuch eine beeindruckende Fülle von Details, weit mehr als man in der *Entstehung* findet. Nicht, weil er etwa pedantisch oder obsessiv gewesen wäre, sondern weil er jedes Detail für potenziell bedeutsam hielt. Manchmal heißt es, Gott stecke im Detail, doch für Darwin war es nicht Gott, sondern die über Jahrmillionen wirkende natürliche Selektion, die in diesen Details sichtbar wurde – Details, die unverständlich und sinnlos waren, wenn man sie nicht im Licht der Geschichte und der Evolution betrachtete. Diese botanischen Forschungsarbeiten, so schrieb sein Sohn Francis:

Sie boten ein Argument dar gegen diejenigen Kritiker, welche sich so reichlich in dogmatisierenden Äußerungen über die Nutzlosigkeit besonderer Bildungseigenthümlichkeiten und über die daraus folgende Unmöglichkeit ihrer Entwicklung mittels der natürlichen Zuchtwahl ergangen hatten. Seine Beobachtungen über Orchideen setzten ihn in den Stand zu sagen: «Ich kann die Bedeutung mancher der scheinbar bedeutungslosen Leisten, Hörner nachweisen; wer wird jetzt zu sagen wagen, daß dies oder jenes Gebilde nutzlos ist?»[4]

1793 hatte der deutsche Naturforscher Christian Konrad Sprengel, ein höchst aufmerksamer Beobachter, in einem Buch mit dem Titel *Das entdeckte Geheimniss der Natur im Bau und in der Befruchtung der Blumen* geschildert, dass Bienen die Pollen, die an ihnen haften bleiben, von einer Blüte zur anderen trügen. Darwin hatte dieses Werk immer als ein «wundervolles» Buch bezeichnet. Aber Sprengel, der der Wahrheit zwar nahekam, verfehlte doch das letzte Geheimnis, weil er immer noch der Linné'schen Idee verhaftet war, dass Blüten selbstbefruchtend und, wenn sie derselben Art angehörten, im Wesentlichen identisch seien. An dieser Stelle vollzog Darwin einen radikalen Bruch und löste das Geheimnis der Blüten, indem er zeigte, dass ihre besonderen Merkmale – die verschiedenen Muster, Farben, Formen, Nektare und Düfte, mit denen sie Insekten dazu verlocken, von Pflanze zu Pflanze zu fliegen, und die Mechanismen, die dafür sorgen, dass die Insekten die Pollen aufnehmen, bevor sie die Blüte verlassen – alles «Einrichtungen» *(contrivances)*, wie er sie nannte, sind, die sich evolutionär im Dienst der Fremdbefruchtung entwickelt haben.

Was eben noch ein idyllisches Naturbild war – Insekten

umschwirren bunte Blüten –, wurde jetzt ein zentraler Lebensprozess von biologischer Tiefe und Bedeutung.

Die Farben und Düfte der Blüten waren den Sinnesorganen der Insekten angepasst. Während Bienen von blauen und gelben Blumen angelockt werden, verschmähen sie die roten, weil sie rotblind sind. Doch ihre Fähigkeit, jenseits des Violetts zu sehen, wird von Blüten ausgenutzt, die ultraviolette Markierungen aufweisen – die Honiganzeiger, die Bienen zu ihren Nektarien leiten. Schmetterlinge mit guter Rotsichtigkeit befruchten rote Blüten, lassen aber unter Umständen die blauen und violetten links liegen. Blüten, die von Nachtfaltern bestäubt werden, sind meist farblos, sondern aber nachts ihre Duftstoffe ab. Wenn die Bestäuber Fliegen sind, die sich von verwesenden Stoffen ernähren, imitieren die Blüten gelegentlich den (für uns) widerlichen Gestank von verfaulendem Fleisch.

Nicht nur auf die Evolution der Pflanzen, sondern auch auf die *Koevolution* von Pflanzen und Insekten hat Darwin zum ersten Mal hingewiesen. So habe die natürliche Selektion dafür gesorgt, dass die Mundwerkzeuge der Insekten genau dem Bau ihrer Lieblingsblüten entsprachen – und Darwin machte sich ein besonderes Vergnügen daraus, auf solche Entdeckungen mit Vorhersagen zu reagieren. Als er eine madagassische Orchidee untersuchte und feststellte, dass deren Nektarium fast einen Fuß lang war, sagte er vorher, man werde einen Schmetterling mit einem Saugrüssel finden, der lang genug sei, um bis in die Tiefen dieses Nektariums einzudringen; Jahrzehnte nach seinem Tod wurde ein solcher Schmetterling tatsächlich entdeckt.

Die *Entstehung* war (obschon taktvoll präsentiert) ein Frontalangriff auf den Schöpfungsglauben, und obwohl Darwin vorsichtig genug war, in dem Buch nur wenig über die Evolution des Menschen zu sagen, waren die Implikationen seiner Theorie doch vollkommen klar. Vor allem die Idee, dass man den Menschen als bloßes Tier betrachten könne – als einen Affen –, der von anderen Tieren abstamme, hatte Empörung und Spott hervorgerufen. Doch mit den Pflanzen verhielt es sich für die meisten Menschen ganz anders – sie hatten weder Empfindungen, noch konnten sie sich fortbewegen. Sie lebten in einem eigenen Reich, das durch einen großen Abstand vom Tierreich getrennt war. Darwin meinte, die Evolution der Pflanzen werde von den Menschen nicht so wichtig genommen und für weniger bedrohlich gehalten als die Evolution der Tiere und sei daher eher einer gelassenen und rationalen Beurteilung zugänglich. An Asa Gray schrieb er: «Niemand anders hat bemerkt, dass es mir in meinem Orchideenbuch vor allem darum ging, eine ‹Flankenbewegung› gegen den Feind zu führen.» Darwin war nie kriegerisch wie seine «Bulldogge» Huxley, aber er wusste, dass es eine Schlacht zu schlagen galt, und war deshalb militärischen Metaphern nicht abgeneigt.

Doch das Orchideenbuch vermittelt nicht den Eindruck von Militanz oder Polemik, sondern drückt reine Freude aus, das Entzücken über das, was er sah. Diese Begeisterung spricht auch aus seinen Briefen:

> Sie können sich nicht vorstellen, wie mich die Orchideen entzückt haben (S. 343) ... Was für wundervolle Bildungen! (S. 344) ... ich erkläre, daß meiner Meinung nach ihre Anpassungen in jedem Theile der Blüthe völlig so schön und deutlich sind (S. 343) ... Ich wurde beinahe närrisch über meinen Reichthum an Orchideen (S. 346). ... eine prachtvolle Blüthe von Catasetum geschickt, die wunderbarste Orchidee, die ich

gesehen habe (S. 346) ... Der glückliche Mensch, er hat factisch Haufen von Bienen um Catasetum herumfliegen sehen mit den Pollinien an ihren Rücken geheftet (S. 344) ... Mich hat in meinem ganzen Leben kein Gegenstand mehr interessiert als diese Orchidee (S. 346).[5]

Die Befruchtung von Blüten beschäftigte Darwin bis ans Ende seines Lebens; auf das Orchideenbuch folgte fast fünfzehn Jahre später ein Werk, das sich mit dem Thema allgemeiner befasste: *The Effects of Cross and Self Fertilisation in the Vegetable Kingdom* (*Die Wirkungen der Kreuz- und Selbstbefruchtung im Pflanzenreich*, Stuttgart 1877).

Aber Pflanzen müssen auch überleben, sich entwickeln und eine Nische in der Welt finden (oder sich schaffen), wenn sie überhaupt in die Lage kommen wollen, sich fortzupflanzen. Daher interessierte Darwin sich genauso für die Mechanismen und Adaptionen, mittels deren Pflanzen überleben, und für ihre vielfältigen und manchmal erstaunlichen Lebensweisen, für die ihnen Sinnesorgane und Bewegungsmöglichkeiten zur Verfügung stehen, die an die von Tieren erinnern.

1860 stieß Darwin zum ersten Mal auf insektenfressende Pflanzen und war fasziniert von ihnen. Es folgten eine Reihe von Untersuchungen, die fünfzehn Jahre später mit der Veröffentlichung von *Insectivorous Plants* (*Insectenfressende Pflanzen*, Stuttgart 1876) ihren Höhepunkt fanden. Dieses Buch ist in einem leichten, eingängigen Stil gehalten und beginnt, wie die meisten seiner Werke, mit einer persönlichen Erinnerung:

Ich war während des Sommers 1860 erstaunt zu finden, was für eine große Anzahl Insekten von den Blättern des gewöhnlichen

Sonnenthaus *(Drosera rotundifolia)* auf einer Heide in Sussex gefangen wurden. ... Viele Pflanzen, zum Beispiel die klebrigen Knospen der Roßkastanien, verursachen den Tod von Insekten, ohne daraus, soweit wir bemerken können, selbst irgendwelchen Vortheil zu ziehen. Es zeigte sich aber bald deutlich, daß die *Drosera* für den besondern Zweck, Insekten zu fangen, ausgezeichnet geschickt war.[6]

Das Konzept der Adaption oder Anpassung beschäftigte Darwin fortwährend; ein Blick auf den Sonnentau zeigte ihm, dass es dort Adaptionen vollkommen neuer Art gab, denn *Droseras* Blätter hatten nicht nur eine klebrige Oberfläche, sondern waren auch mit feinen Härchen bedeckt («Tentakel» nannte Darwin sie), an deren Spitzen Drüsen saßen. Welche Aufgabe hatten sie?, fragte er sich. «Wenn ein kleiner organischer oder unorganischer Gegenstand auf die Drüsen in der Mitte des Blattes gelegt wird», schrieb er,

> so übertragen diese einen motorischen Reiz auf die randständigen Tentakel. Die nächststehenden werden zuerst afficirt und neigen sich langsam nach der Mitte hin, dann die entfernteren, bis sie zuletzt alle über dem Gegenstand dicht zusammen gebogen sind.[7]

War der Gegenstand hingegen nicht nahrhaft, wurde er rasch abgestoßen.

Im Anschluss bewies Darwin diese Behauptung, indem er auf einige Blätter Eiweißtröpfchen fallen ließ und auf andere ähnliche Tröpfchen anorganischer Materie. Die anorganische Materie wurde rasch abgestoßen, aber das Eiweiß blieb auf der

Pflanze und regte die Bildung eines Ferments und einer Säure an, die den organischen Stoff rasch verdauten und absorbierten. Ähnlich verhielt es sich mit Insekten, besonders mit lebenden. Ohne Mund oder Darm oder Nerven fing *Drosera* ihre Beute und absorbierte sie mit Hilfe spezieller Verdauungsenzyme.

Darwin beschrieb nicht nur, wie geschickt *Drosera* zu Werke ging, sondern auch, warum sie eine so außergewöhnliche Lebensweise angenommen hatte: Er beobachtete, dass die Pflanze in Sümpfen wuchs, in saurem Boden, der kaum organische Stoffe und assimilierbaren Stickstoff enthielt. Nur wenige Pflanzen konnten unter solchen Bedingungen überleben, aber *Drosera* hatte eine Möglichkeit gefunden, diese Nische zu besetzen, indem sie den Stickstoff direkt aus den Insekten und nicht aus dem Boden aufnahm. Erstaunt darüber, dass *Drosera* ihre Tentakel tierähnlich koordinieren konnte – sie schlossen sich um die Beute wie die Tentakel einer Seeanemone – und dass sie fähig war, ihre Nahrung wie ein Tier zu verdauen, schrieb Darwin an Asa Gray: «Du bist ungerecht, was die Verdienste meiner geliebten Drosera betrifft; sie ist eine wundervolle Pflanze oder vielmehr ein höchst kluges Tier. Ich werde Drosera bis zum Ende meiner Tage die Treue halten.»

Seine Begeisterung für *Drosera* wurde noch größer, als er feststellte, dass eine Verletzung in der einen Hälfte des Blattes genau diese Hälfte lähmte, als wäre ein Nerv zertrennt. Das Erscheinungsbild eines solchen Blattes, schrieb er, könne «mit dem eines Menschen verglichen werden, dessen Rückgrat gebrochen ist und dessen untere Extremitäten gelähmt sind»[8]. Später hielt Darwin Exemplare der Venusfliegenfalle – einer Pflanze, die ebenfalls zur Sonnentaufamilie gehört. In dem

Augenblick, da ihre auslöserähnlichen Härchen berührt werden, klappen ihre Blätter über einem Insekt zusammen und setzen es gefangen. Die Reaktionen der Fliegenfalle waren so rasch, dass Darwin sich fragte, ob möglicherweise Elektrizität im Spiel sei, etwa so wie bei einem Nervenimpuls. Er erörterte diese Frage mit seinem Kollegen Burdon Sanderson, einem Physiologen, und war hocherfreut, als Sanderson nachweisen konnte, dass die Blätter tatsächlich elektrischen Strom erzeugten und dass sie auch durch elektrische Stimulation veranlasst werden konnten, sich zu schließen. «Wenn die Blätter gereizt werden», berichtete Darwin in *Insectenfressende Pflanzen*, wird «der Strom in derselben Art und Weise gestört ... wie es während der Contraction des Muskels eines Thieres stattfindet»[9].

Pflanzen gelten oft als empfindungslos und unbeweglich – doch die insektenfressenden Pflanzen lieferten eine spektakuläre Widerlegung dieser Vorstellung, woraufhin sich Darwin, begierig, andere Aspekte der Pflanzenbewegung zu untersuchen, den Kletterpflanzen zuwandte. (Diese Beschäftigung fand ihren Höhepunkt in der Veröffentlichung des Buchs *On the Movements and Habits of Climbing Plants* [dt.: *Die Bewegungen und Lebensweise der kletternden Pflanzen*, Stuttgart 1876].) Klettern war eine wirksame Anpassung, erlaubt es den Pflanzen doch, sich von starrem Stützgewebe zu befreien, indem sie andere Pflanzen dazu als Halt und Aufstiegshilfen benutzen. Außerdem gab es nicht nur eine Möglichkeit zu klettern, sondern viele. Zum Beispiel Schlingpflanzen, Blattkletterer und Pflanzen, die sich mit Hilfe von Ranken in die Höhe arbeiteten. Besonders Letztere faszinierten Darwin – er hatte fast den Eindruck, als hätten sie «Augen» und könnten ihre Umgebung nach geeigneten Stützen «absuchen». «Ich glaube, Sir, die Ranken können sehen», schrieb er an Asa Gray. Wie kommt es zu solchen komplexen Anpassungen?

Darwin hielt Schlingpflanzen für älter als andere Kletterpflanzen, und er dachte, Rankenpflanzen hätten sich aus diesen entwickelt und die Blattkletterer ihrerseits aus Rankenpflanzen, wobei jede Entwicklung immer mehr mögliche Nischen eröffnete – Rollen für die Organismen in ihrer Umwelt. Kletterpflanzen hatten sich also im Laufe der Zeit entwickelt – und waren nicht in einem einzigen Augenblick durch das göttliche Wort entstanden. Aber wie hatte das Schlingen selbst angefangen? Darwin hatte Drehbewegungen in den Stängeln, Blättern und Wurzeln jeder Pflanze beobachtet, die er untersucht hatte, und solche Drillbewegungen (die er *Zirkumnutation* nannte) lassen sich bei den entwicklungsgeschichtlich frühesten Pflanzen beobachten: Palmfarnen, Farnen, Seetang. Wenn Pflanzen dem Licht entgegenwachsen, dann ist es nicht nur eine Aufwärtsbewegung auf das Licht zu, sie schießen nicht nur in die Höhe; sie verdrillen sich, führen eine korkenzieherartige Bewegung aus. Nach Darwins Einschätzung handelte es sich bei der Zirkumnutation um ein universelles Bestreben von Pflanzen und eine Vorstufe aller anderen Drehbewegungen.

Diese Überlegungen nebst Dutzenden eleganten Experimenten schilderte er in seinem letzten, 1880 veröffentlichten Pflanzenbuch – *The Power of Movement in Plants* (dt.: *Das Bewegungsvermögen der Pflanzen*, Stuttgart 1881). Unter den vielen hübschen und einfallsreichen Experimenten, von denen er dort berichtete, war eines, in dem er Hafersetzlinge einpflanzte, sie mit Licht aus verschiedenen Richtungen bestrahlte und feststellte, dass sie sich immer nach dem Licht beugten oder drehten, selbst wenn es zu schwach war, um vom menschlichen Auge gesehen zu werden. Gab es eine lichtempfindliche Region (wie er es bereits bei den Ranken vermutet hatte), eine Art «Auge» an der Spitze der Setzlingsblätter? Er bastelte kleine Kappen, die er mit Ausziehtusche schwärzte, um diese Stellen zu verdecken, und stellte fest, dass die Blätter nicht mehr auf das Licht reagierten. Daraus folge eindeutig, so schloss er, dass Licht, wenn es auf die Blattspitze falle, diese zur Freisetzung einer Art Botenstoff anrege. Sobald dieser die «motorischen» Teile des Setzlings erreiche, würde der veranlasst, sich dem Licht zuzuwenden. Ähnlich reagierten auch die Primärwurzeln (oder «Würzelchen») der Setzlinge, die alle möglichen Hindernisse zu überwinden hatten, äußerst empfindlich auf Berührungen, Schwerkraft, Druck, Feuchtigkeit, chemische Gradienten etc. Er schrieb:

> **Wir glauben, dass es bei Pflanzen keine wunderbarere Bildung gibt, soweit die Funktionen derselben in Betracht kommen, als die Spitze des Würzelchens ... Es ist kaum eine Übertreibung, wenn man sagt, dass die in dieser Weise ausgerüstete Spitze des Würzelchens ... gleich dem Gehirn eines der niederen Thiere wirkt; [es] erhält Eindrücke von den Sinnesorganen und leitet die verschiedenen Bewegungen.**[10]

Janet Browne weist allerdings in ihrer Darwin-Biographie darauf hin, dass *Das Bewegungsvermögen der Pflanzen* «ein unerwartet kontroverses Buch» gewesen sei. Darwins Konzept der Zirkumnutation wurde heftig kritisiert. Dabei hatte er immer eingeräumt, dass es eine äußerst spekulative These sei. Sehr viel schärfer war die Kritik, die der deutsche Botaniker Julius Sachs vorbrachte, der laut Browne «über Darwins Behauptung, die Spitze der Wurzel lasse sich mit dem Gehirn eines einfachen Organismus vergleichen, bissig spottete und erklärte, Darwins hausgemachte Experimentaltechniken wiesen groteske Mängel auf».

Doch ganz gleich, wie einfach Darwins Techniken sein mochten, seine Beobachtungen waren exakt und korrekt. Die Hypothese, dass ein chemischer Botenstoff von der lichtempfindlichen Spitze des Setzlings zu seinem «motorischen» Gewebe transportiert werde, sollte fünfzig Jahre später zu der Entdeckung von Pflanzenhormonen wie den Auxinen beitragen, die in Pflanzen viele der Funktionen übernehmen, die in Tieren vom Nervensystem wahrgenommen werden.

Vierzig Jahre lang kränkelte Darwin. Seit seiner Rückkehr von den Galápagos litt er an einer rätselhaften Krankheit. Manchmal erbrach er sich ganze Tage lang oder musste auf dem Sofa liegen bleiben. Als er älter wurde, bekam er zusätzlich Herzprobleme. Das beeinträchtigte seine geistige Energie und Kreativität allerdings nicht im Mindesten. Nach der *Entstehung* schrieb er zehn Bücher, von denen er viele wiederholt einer gründlichen Revision unterzog – ganz zu schweigen von Dutzenden Artikeln und unzähligen Briefen. Seine verschiedenen Interessen verfolgte er bis an sein Lebensende. 1877 veröffentlichte er eine zweite, erheblich erweiterte Ausgabe seines Orchideenbuchs (die erste Ausgabe war fünfzehn Jahre zuvor erschienen). Mein Freund Eric Korn, ein Antiquar und Darwin-Spezialist, teilte mir mit, er habe einmal ein Exemplar dieses Werkes besessen, in dem sich der Kontrollabschnitt einer Postbestellung aus dem Jahr 1882 befunden habe. Es handelte sich um die von Darwin eigenhändig unterschriebene Quittung über zwei Shilling und neun Pence, den Preis für eine neue Orchidee. Im April desselben Jahres starb Darwin, aber seine Liebe zu Orchideen war ungebrochen, sodass er ihre Sammlung noch wenige Wochen vor seinem Tod zu Studienzwecken ergänzte.

Die Schönheit der Natur hatte für Darwin nicht nur ästhetische Bedeutung; in ihr spiegelte sich stets Funktion und Anpassung. Orchideen waren nicht nur Schmuck, der im Garten oder in einer Vase zur Schau gestellt wurde, sondern auch wunderbare «Einrichtungen», Beispiele für den Einfallsreichtum der Natur und für die fortwährend wirkende natürliche Selektion. Blumen bedurften keines Schöpfers, sondern waren vollständig verständliche Produkte des Zufalls und der Selektion, deren winzige, sich allmählich summierende Veränderungen über einen Zeitraum von vielen hundert Jahrmillionen stattfinden. Das war für Darwin der Sinn von Blumen und Blüten, der Sinn aller Anpassungen, bei Pflanzen und Tieren, der Sinn der natürlichen Selektion.

Häufig begegnet man der Ansicht, Darwin habe mehr als irgendein anderer Mensch den «Sinn» aus der Welt verbannt – das Prinzip eines göttlichen Sinns oder Zwecks. In Darwins Welt gibt es in der Tat kein Design, keinen Plan, keinen Entwurf. Die natürliche Selektion kennt keine Richtung und kein Ziel. Der Darwinismus, so ist häufig zu hören, bedeute das Ende des teleologischen Denkens. Und doch schreibt sein Sohn Francis:

> Einer der großen Dienste, welche mein Vater dem Studium der Naturgeschichte geleistet hat, ist die Wiederbelebung der Teleologie. Der Anhänger der Entwicklungslehre studiert den Zweck oder die Bedeutung der Organe mit dem Eifer der älteren Teleologen, aber mit einem bei weitem weiteren und zusammenhängenderen Ziele. Er besitzt die kräftigende

Erkenntnis, daß er nicht isolierte Begriffe von dem Naturhaushalt der Gegenwart, sondern einen zusammenhängenden Blick über die Vergangenheit und Gegenwart erhält. Und selbst da, wo es ihm mißlingt, den Nutzen irgendeines Theiles zu entdecken, kann er, durch eine Kenntnis von dessen Struktur, die Geschichte der vergangenen Wechselfälle in dem Leben der Spezies entwirren. In dieser Weise wird dem Studium der organisierten Wesen ein Leben und eine Einheit gegeben, welche vorher fehlten.[11]

Und das, meinte Francis, wurde «beinahe ebenso sehr durch Darwins specielle botanische Arbeiten wie durch die *Entstehung der Arten* geleistet».[12]

Durch die Frage nach dem Warum, die Suche nach einem Sinn (nicht in der Bedeutung irgendeines letztgültigen Sinnes, sondern in der unmittelbaren Bedeutung eines Nutzens oder Zweckes), fand Darwin in seiner botanischen Forschung die stärksten Belege für die Evolution und natürliche Selektion. Dadurch verwandelte er die Botanik selbst aus einer rein deskriptiven Disziplin in eine evolutionäre Wissenschaft. Tatsächlich war die Botanik die erste evolutionäre Wissenschaft, wobei Darwins botanische Forschung den Weg zu all den anderen evolutionären Wissenschaften bahnte – und zu der Erkenntnis, die Theodosius Dobzhansky so knapp und treffend formulierte: «Nichts in der Biologie ergibt einen Sinn außer im Licht der Evolution.»

Darwin nannte die *Entstehung* «ein langes Argument». Seine botanischen Bücher dagegen waren persönlicher und gefühlvoller, weniger systematisch in der Form. Ihre Wirkung erzielten sie durch Demonstration, nicht durch Argumente. Laut

Francis Darwin hat Asa Gray gemeint, der Autor wäre «von den natürlichen Theologen heiliggesprochen und nicht verflucht worden, hätte man das Orchideenbuch vor der *Entstehung* veröffentlicht».

Linus Pauling erklärte, er habe die *Entstehung* gelesen, bevor er neun war. So frühreif war ich nicht; in dem Alter hätte ich dem «langen Argument» sicherlich nicht folgen können. Aber ich hatte eine Andeutung von Darwins Weltsicht in unserem Garten – einem Garten, der an Sommertagen voller Blumen war, während unzählige Bienen von einer Blüte zur anderen summten. Meine Mutter hatte eine botanische Neigung und erklärte mir, was die Bienen taten, deren Beine gelb von Pollen waren, und dass sie in gegenseitiger Abhängigkeit voneinander lebten.

Die meisten Blüten im Garten waren reich an Düften und Farben, doch wir hatten auch zwei Magnolienbäume mit riesigen, aber blassen und geruchslosen Blüten. Wenn diese Blüten reif waren, wimmelte es auf ihnen von winzigen Insekten, kleinen Käfern. Magnolien, so erklärte meine Mutter, gehörten zu den ältesten Blütenpflanzen und seien vor fast hundert Millionen Jahren entstanden, zu einer Zeit, da «moderne» Insekten sich noch nicht entwickelt hatten, daher seien sie zur Bestäubung auf ein älteres Insekt, einen Käfer, angewiesen gewesen. Bienen und Schmetterlinge, Blüten mit Farben und Gerüchen, waren nicht vorherbestimmt, sie warteten nicht hinter den Kulissen – und hätten unter Umständen auch niemals entstehen können. Sie entwickelten sich gemeinsam über Jahrmillionen in winzig kleinen Schritten. Bei dem Gedanken an eine Welt ohne Bienen oder Schmetterlinge, ohne Geruch und Farbe überkam mich ein ehrfürchtiger Schauer.

Die Vorstellung von solch riesigen Zeiträumen – und von der

Macht winziger, zielloser Veränderungen, die durch ihre Häufung neue Welten hervorbringen konnten, Welten von ungeheurer Fülle und Vielfalt – war berauschend. Die Evolutionstheorie vermittelte vielen von uns ein Gefühl tiefer Sinnhaftigkeit und Befriedigung, das der Glaube an einen göttlichen Plan nicht vermitteln konnte. Die Welt, die sich uns so darbot, hatte eine transparente Oberfläche, durch die man die ganze Geschichte des Lebens erkennen konnte. Der Gedanke, dass sie sich auch anders hätte entwickeln können, dass noch Dinosaurier über die Erde wandern könnten, dass sich die Menschen möglicherweise niemals entwickelt hätten, empfand ich als schwindelerregend. Er ließ das Leben kostbarer und wunderträchtiger erscheinen, als ein fortdauerndes Abenteuer (einen «glorreichen Zufall», wie Stephen Jay Gould es nannte) – nicht ein für alle Male festgelegt oder vorherbestimmt, sondern immer offen für Veränderung und neue Erfahrungen.

Das Leben auf unserem Planeten ist mehrere Milliarden Jahre alt, und wir verkörpern diese ungeheure Geschichte in unserer Anatomie, unseren Verhaltensweisen, unseren Instinkten, unseren Genen. Wir Menschen besitzen zum Beispiel immer noch die – stark veränderten – Überreste der Kiemenbogen unserer fischartigen Vorfahren und sogar die rudimentären Nervensysteme, die einst die Kiemenbewegungen steuerten. In der *Abstammung des Menschen* schrieb Darwin: Der Mensch trägt noch «in seinem Körper den unauslöschlichen Stempel eines niederen Ursprungs». Wir tragen sogar eine noch ältere Vergangenheit in uns, denn wir bestehen aus Zellen, und die Zellen reichen bis zu den ersten Anfängen des Lebens zurück.

1837 skizzierte Darwin in dem ersten der vielen Notizbücher, die er über das «Artenproblem» führte, einen Lebensbaum. In seiner archetypischen und mächtigen Form spiegelt sich das Gleichgewicht von Evolution und Extinktion. Darwin hat immer die Kontinuität des Lebens betont, die Tatsache, dass alle Lebewesen von einem gemeinsamen Vorfahren abstammen und dass wir in diesem Sinne alle miteinander verwandt sind. Daraus folgt, dass Menschen nicht nur mit Affen und anderen Tieren verwandt sind, sondern auch mit Pflanzen. (Wie wir wissen, haben Pflanzen und Tiere 70 Prozent ihrer DNA gemeinsam.) Und doch ist, dank des gewaltigen Mechanismus der natürlichen Selektion – und Variation – jede Art einzigartig und jedes Individuum ebenfalls einzigartig.

Der Baum des Lebens zeigt auf einen Blick das Alter und die Verwandtschaft aller lebenden Organismen und an jeder Gabelung das Wirken der «Abstammung durch Modifikation» (wie Darwin die Evolution ursprünglich nannte). Er zeigt auch, dass die Evolution niemals innehält, sich niemals wiederholt, niemals rückwärts verläuft. Er zeigt die Unwiderruflichkeit der Extinktion, des Aussterbens – wenn ein Ast erst abgeschlagen wird, ist ein bestimmter evolutionärer Weg für immer verloren.

Ich genieße dieses Wissen um meine biologische Einzigartigkeit und um mein unendliches biologisches Alter und meine biologische Verwandtschaft mit allen anderen Lebensformen. Dieses Wissen verleiht mir Wurzeln, es erlaubt mir, mich in der natürlichen Welt zu Hause zu fühlen, es gibt mir ein Empfinden biologischer Sinnhaftigkeit, ganz unabhängig von meiner Rolle in der kulturellen, der menschlichen Welt. Obwohl das tierische Leben weit komplexer ist als das pflanzliche Leben und das menschliche Leben weit komplexer als das Leben anderer Tiere, führe ich diese Erfahrung biologischer Sinnhaftigkeit zurück auf Darwins Erkenntnisse über die Bedeutung von Blüten und auf meine eigene Ahnung von diesen Zusammenhängen in einem Londoner Garten vor fast einem ganzen Lebensalter.

KAPITEL ZWEI

GESCHWINDIGKEIT

Als Junge war ich von Geschwindigkeit fasziniert, von der ungeheuren Vielfalt der Geschwindigkeiten in der Welt um mich her. Menschen bewegten sich mit unterschiedlichen Geschwindigkeiten, Tiere noch mehr. Insekten schlugen ihre Flügel so rasch, dass man sie nicht sehen konnte, wohl aber vermochte man ihre Frequenz an dem Ton zu erkennen, den sie erzeugten – ein grässliches Geräusch, ein hohes E, wenn es sich um Mücken handelte, und ein freundliches Bassgesumm, wenn das Geräusch von den dicken Hummeln kam, die jeden Sommer die Malven umflogen. Unsere Schildkröte, die manchmal den ganzen Tag brauchte, um den Rasen zu überqueren, lebte in einem ganz anderen zeitlichen Bezugssystem. Doch wie stand es mit der Bewegung der Pflanzen? Wenn ich morgens in den Garten kam, fand ich die Malven ein wenig höher stehend und die Rosen ein bisschen mehr in ihr Klettergerüst verschlungen, doch ganz gleich wie viel Geduld ich aufwendete, nie konnte ich sie bei einer Bewegung ertappen.

Erfahrungen wie diese waren dafür verantwortlich, dass ich mich der Fotografie widmete, die mir ermöglichte, die Abläufe zu verändern, sie zu beschleunigen oder zu verlangsamen, sodass ich sonst mit bloßem Auge nicht zu erkennende Einzelheiten der Bewegungen dem menschlichen Wahrnehmungsvermögen anpassen und ihre Veränderungen festhalten konnte.

Da ich Mikroskope und Teleskope liebte (als Medizinstudenten und Vogelbeobachter bewahrten meine älteren Brüder sie bei uns im Haus auf), hielt ich die Verlangsamung oder Beschleunigung der Bewegung für eine Art zeitliches Äquivalent optischer Verhältnisse: langsame Bewegung als Vergrößerung, ein Mikroskop der Zeit, und Beschleunigung als Verkürzung der Entfernung, ein Fernrohr der Zeit.

Ich experimentierte mit Pflanzenfotografien. Insbesondere Farne hatten es mir angetan, nicht zuletzt in Gestalt der eng aufgerollten Bischofsstäbe und Geigenköpfe, straff gespannt von der in ihnen enthaltenen Zeit, wie Uhrfedern, in denen die Zukunft aufgerollt ist. Also setzte ich meine Kamera im Garten auf ein Stativ und nahm die Geigenköpfe in Abständen von jeweils einer Stunde auf; ich entwickelte die Negative, machte Abzüge und band rund ein Dutzend von ihnen zu einem kleinen Daumenkino zusammen. Dann sah ich, dass sich die Geigenköpfe wie durch Zauberhand entfalteten, gleich den aufgerollten Papiertrompeten, mit denen man sich auf Partys amüsiert; auf diese Weise dauerte ein Vorgang, der in Echtzeit zwei Tage braucht, nur ein oder zwei Sekunden lang.

Die Bewegung zu verlangsamen war nicht so einfach wie ihre Beschleunigung. Hier war ich auf meinen Vetter angewiesen, einen Fotografen, der eine Schmalfilmkamera hatte, die mehr als hundert Bilder pro Sekunde aufnehmen konnte. Damit konnte ich die Hummeln erfassen, während sie die Malven umschwirrten, und ihre zeitlich verschwimmenden Flügelschläge so verlangsamen, dass ich jede Auf- und Abbewegung deutlich erkannte.

Mein Interesse an Geschwindigkeit, Bewegung und Zeit sowie der Möglichkeit, ihr Verstreichen rascher oder langsamer erscheinen zu lassen, sorgten dafür, dass ich besonderes Vergnügen an zwei Erzählungen von H.G. Wells fand – *Die Zeitmaschine* und *Der neue Beschleuniger* –, mit ihren lebhaft ausgemalten, fast kinematographischen Beschreibungen der veränderten Zeit.

«Als ich die Geschwindigkeit vermehrte», berichtet Wells' Zeitreisender, «folgte die Nacht dem Tage wie das Schlagen eines schwarzen Flügels.»

> ... Ich sah die Sonne über den Himmel hüpfen: jede Minute sprang sie hinüber, und jede Minute war ein Tag ... Die langsamste Schnecke, die jemals kroch, raste zu schnell an mir vorbei ... Dann wurde, als ich immer noch an Geschwindigkeit gewann, das Zucken von Tag und Nacht zu einer kontinuierlichen Grauheit ... Die springende Sonne wurde ein Feuerstreif ... Der Mond ein schwächeres, fluktuierendes Band ... Ich sah Bäume wie Dampfstrahlen wachsen und sich ändern ... große Gebäude sich matt und schön erheben und wie Träume schwinden. Die ganze Oberfläche der Erde schien verändert – unter meinen Augen zu schmelzen und zu zerfließen.

Das Gegenteil geschieht in *Der neue Beschleuniger*, der Erzählung, in der es um eine Droge geht, die beim Konsumenten Wahrnehmungen, Gedanken und Stoffwechsel um mehrere tausend Male beschleunigt. Der Erfinder und der Erzähler, die die Droge gemeinsam genommen haben, wandern durch eine eisig erstarrte Welt und erblicken Leute

> wie wir und doch anders, erstarrt in nachlässigen Stellungen; erstarrt inmitten irgendeiner Bewegung ... durch die Luft glitt

[etwas] mit langsam schlagenden Flügeln, mit der Geschwindigkeit einer besonders trägen Schnecke – eine Biene.[13]

Die Zeitmaschine erschien 1895, als das Interesse an den neuen Techniken der Fotografie und Kinematographie riesig war und man sich für ihre Fähigkeit begeisterte, Einzelheiten von Bewegungen sichtbar zu machen, die dem bloßen Auge unzugänglich waren. Étienne-Jules Marey, ein französischer Physiologe, hat als Erster gezeigt, dass ein galoppierendes Pferd an einem bestimmten Punkt des Bewegungsablaufs alle vier Hufe in der Luft hat. Wie die Historikerin Marta Braun gezeigt hat, hat seine Arbeit Eadweard Muybridge zu seinen berühmten fotografischen Bewegungsstudien angeregt. Marey, seinerseits von Muybridge angeregt, entwickelte in der Folge Hochgeschwindigkeitskameras, die die Bewegungen von Vögeln und Insekten im Flug extrem verlangsamen und fast zum Stillstand bringen konnten und – im anderen Extrem – mit Hilfe von Zeitraffer-Aufnahmen die ansonsten fast unmerklichen Bewegungen von Seeigeln, Seesternen und anderen Meerestieren sichtbar machten.

Ich frage mich manchmal, ob die Geschwindigkeiten von Tieren und Pflanzen auch ganz anders sein könnten, als sie es tatsächlich waren: Wie sehr waren sie durch innere Grenzen eingeschränkt, wie sehr durch äußere – die Gravitation der Erde, die Menge der empfangenen Sonnenenergie, den Sauerstoffgehalt in der Atmosphäre und so fort. Daher war ich auch von einer weiteren Wells-Erzählung fasziniert, *Die ersten Menschen auf dem Mond*, wo er so hübsch beschreibt, wie das Pflanzenwachstum auf einem Himmelskörper mit einem Bruchteil der Erdschwere dramatisch beschleunigt wird:

> Es war erstaunlich zu sehen, mit welcher Schnelligkeit und Sicherheit sie kleine Wurzeln in die Erde trieben und sonderbare kleine bündelähnliche Knospen in die Luft streckten ... Die bündelähnlichen Knospen schwollen und streckten sich, öffneten sich ruckartig und bildeten eine Krone mit scharfen kleinen Spitzen ... die sich rasch in die Länge zogen, so rasch, dass man diese Entwicklung verfolgen konnte. Die Bewegung war zwar langsamer als die jedes Tieres, aber schneller als die jeder Pflanze, die ich jemals beobachtet habe ... Es war so ähnlich, wie wenn man an einem kalten Tag ein Thermometer in die warme Hand nimmt und zusieht, wie die kleine Quecksilbersäule im Röhrchen aufsteigt. Ebenso wuchsen auch diese Mondpflanzen.[14]

Hier, wie in der *Zeitmaschine* und in dem *Neuen Beschleuniger* war die Beschreibung unwiderstehlich kinematographisch, sodass ich mich fragte, ob der junge Wells nicht Zeitraffer-Aufnahmen von Pflanzen gesehen oder selbst, wie ich, mit ihnen experimentiert hatte.

Einige Jahre später, als ich in Oxford studierte, las ich William James' *Principles of Psychology* und von dort in einem wundervollen Kapitel über die «Wahrnehmung der Zeit» die folgende Beschreibung:

> Wir haben allen Grund zu der Annahme, dass Lebewesen sich möglicherweise enorm in Hinblick auf die von ihnen intuitiv empfundenen Dauerlängen und die Ausdehnung der in diesen Dauern enthaltenen Ereignisse unterscheiden. Von Baer hat einige interessante Berechnungen angestellt, die zeigen, wie solche Unterschiede das Erscheinungsbild der Natur ver-

ändern würden. Nehmen wir an, wir wären in der Lage, während einer Sekunde, 10000 Ereignisse deutlich unterschieden wahrzunehmen, statt der 10, die es jetzt sind; wäre es unserem Leben bestimmt, dieselbe Zahl von Eindrücken zu fassen, müsste es 1000 Mal so kurz sein wie augenblicklich. Wir lebten weniger als einen Monat und wüssten persönlich nichts über den Wechsel der Jahreszeiten. Würden wir im Winter geboren, müssten wir an den Sommer glauben, wie wir jetzt die Hitze des Karbons glauben. Die Bewegung organischer Lebewesen wäre so langsam, dass unsere Sinnesorgane sie nicht wahrnähmen, sondern logisch erschließen müssten. Die Sonne stünde unbeweglich am Himmel, an der Position des Mondes veränderte sich praktisch nichts und so fort. Doch kehren wir die Hypothese jetzt einmal um und stellen wir uns vor, dass ein Geschöpf nur den tausendstel Teil ... der Sinneswahrnehmungen empfinge, den wir in einem gegebenen Zeitraum erhalten, und folglich tausendmal so lange lebte wie wir. Die Winter und Sommer erschienen ihm wie Viertelstunden. Pilze und die schneller wachsenden Pflanzen entstünden und vergingen so rasch, dass sie nur einen Augenblick zu existieren schienen; mehrjährige Büsche erhöben sich von der Erde und fielen auf sie zurück wie ruhelose Geysire; die Bewegungen von Tieren wären für uns so unsichtbar wie Gewehr- und Kanonenkugeln; die Sonne schösse wie ein Meteor über den Himmel und hinterließe eine feurige Spur etc. Es wäre etwas voreilig, wiese man von der Hand, dass es irgendwo im Tierreich diese imaginären Fälle geben könnte (die übermenschliche Langlebigkeit ausgenommen).

Das wurde 1890 veröffentlicht, als Wells noch ein junger Biologe (und Autor biologischer Texte) war. War es möglich, dass er James oder gar die ursprünglichen Berechnungen von Baers aus den 1860er Jahren gelesen hatte? Tatsächlich könnte man sagen, dass diesen Beschreibungen ein kinematographisches Modell implizit ist, denn die Aufzeichnung von mehr oder weniger Ereignissen in einem gegebenen Zeitraum ist exakt die Aufgabe von Filmkameras, wenn sie schneller oder langsamer aufnehmen als die üblichen etwa vierundzwanzig Bilder pro Sekunde.

...

Oft wird gesagt, die Zeit scheine schneller zu vergehen, die Jahre würden vorbeirasen, wenn man älter wird – entweder weil die Tage in jungen Jahren voller neuer, aufregender Eindrücke sind oder weil für uns, wenn wir älter werden, ein Jahr ein immer kleinerer Bruchteil unseres Lebens wird. Aber auch wenn die Jahre schneller zu verstreichen scheinen, für die Stunden und Minuten gilt es nicht; sie bleiben so lang oder so kurz, wie sie immer waren.

Zumindest erscheint das mir so (der ich die siebzig überschritten habe), obwohl Experimente gezeigt haben, dass junge Menschen eine Zeitspanne von drei Minuten durch stilles Zählen bemerkenswert genau einschätzen, während ältere Versuchspersonen offenbar langsamer zählen, sodass ihre wahrgenommenen drei Minuten eher dreieinhalb oder vier Minuten entsprechen. Aber es ist keineswegs erwiesen, dass dieses Phänomen irgendetwas mit dem existenziellen oder psychologischen Empfinden zu tun hat, dass die Zeit schneller verstreiche, wenn wir älter werden.

Wenn ich mich langweile, kommen mir die Stunden und Minuten noch immer entsetzlich lang vor, und viel zu kurz, wenn ich mit etwas Interessantem beschäftigt bin. Als Kind hasste ich die Schule, weil ich gezwungen war, den eintönig dozierenden Lehrern passiv zu lauschen. Wenn ich verstohlen auf meine Uhr blickte und die Minuten bis zu meiner Befreiung zählte, schien sich der Minutenzeiger – ja selbst der Sekundenzeiger – unendlich langsam zu bewegen. In solchen Situationen gibt es ein übertriebenes Zeitbewusstsein; ja, wenn man sich langweilt, ist einem möglicherweise nichts anderes bewusst als *die Zeit.*

Ganz anders die Freude am Forschen und Denken in dem kleinen chemischen Labor, das ich mir zu Hause eingerichtet hatte (und in ähnlicher Form auch hier für das eine oder andere Wochenende habe): Da konnte ich einen ganzen Tag in glücklicher Tätigkeit und Versunkenheit verbringen. Dann verlor ich jeden Zeitbegriff, bis ich kaum noch sehen konnte, was ich tat, und mir klar wurde, dass es Abend geworden war. Jahre später las ich bei Hannah Arendt (in: *Vom Leben des Geistes*) von «einer zeitfreien Region, einer ewigen Gegenwart in vollständiger Ruhe, jenseits aller menschlichen Uhren und Kalender ... Sie ist die Ruhe des Jetzt in der von der Zeit bedrängten, umhergeschleuderten Existenz des Menschen ... Dieses kleine zeitlose Gebiet mitten im Herzen der Zeit.»[15] Da wusste ich genau, wovon sie sprach.

...

Seit jeher gibt es anekdotische Berichte über die Zeitwahrnehmung von Menschen, die sich plötzlich tödlicher Gefahr ausgesetzt sehen, doch die erste systematische Studie hat der Schweizer Geologe Albert Heim 1892 durchgeführt; er untersuchte die Geistesverfassung von 30 Personen, die einen Bergsturz in den Alpen überlebt hatten. «Die Gedankentätigkeit ist enorm, wohl auf die hundertfache Geschwindigkeit ... gesteigert», berichtet Heim. «Die Zeit erscheint sehr verlängert ... In zahlreichen Fällen folgt ein plötzlicher Rückblick in die ganze Vergangenheit.» In dieser Situation herrsche «keine Angst», sondern nur «tiefe Resignation».[16]

Fast ein Jahrhundert später, in denen 1970er Jahren, haben Russell Noyes und Roy Kletti von der University of Iowa Heims Studie ausgegraben und übersetzt, um anschließend mehr als zweihundert weitere Berichte über ähnliche Erlebnisse zu sammeln und zu analysieren. Die meisten der von ihnen Befragten berichteten wie die Teilnehmer an Heims Studie von einer erhöhten Geschwindigkeit der Gedankentätigkeit und einer scheinbaren Verlangsamung der Zeit in den Augenblicken, die sie für ihre letzten gehalten hatten.

Ein Rennfahrer, der bei einem Unfall fast zehn Meter in die Luft geschleudert wurde, sagte: «Es kam mir vor, als würde das Ganze ewig dauern. Alles geschah in Zeitlupe, und ich hatte das Gefühl, ein Darsteller auf einer Bühne zu sein, und könnte mir zusehen, wie ich mich ein um das andere Mal überschlug ... als säße ich auf der Tribüne und beobachtete das ganze Geschehen ... aber ich hatte keine Angst.» Ein anderer Fahrer, der mit hoher Geschwindigkeit auf einem Hügel landete, war dreißig Meter von einem Zug entfernt, von dem er mit Sicherheit annahm, dass er ihn töten würde: «Als der Zug vorbeifuhr, sah ich das Gesicht des Lokführers. Es war wie in einem Film, der zu langsam abgespult wird, sodass die Bilder ruckweise erscheinen. So habe ich sein Gesicht gesehen.»

Während einige dieser Nahtoderfahrungen in einem Gefühl der Hilflosigkeit und Passivität erlebt werden, sogar der Dissoziation, herrscht in anderen ein intensives Empfinden von Unmittelbarkeit und Wirklichkeit, verbunden mit einer dramatischen Beschleunigung des Denkens, der Wahrnehmung und der Reaktion, die den Betroffenen ermöglicht, die Gefahr erfolgreich zu bewältigen. Noyes und Kletti berichten von einem Jetpiloten, der sich dem fast sicheren Tod gegenübersah, als sein Flugzeug nicht korrekt von einem Flugzeugträger gestartet wurde: «Ich weiß noch genau, dass ich in etwa drei Sekunden mehr als ein Dutzend Operationen ausgeführt habe, die erforderlich waren, um in die richtige Flugposition zu kommen. Die Maßnahmen waren leicht durchführbar, ich erinnerte mich an alle und hatte das Gefühl, alles im Griff zu haben.»

Noyes und Kletti schrieben, ihre Befragten hätten nach eigenem Bekunden das Gefühl gehabt, «sie hätten geistige und physische Leistungen vollbracht, zu denen sie unter normalen Umständen niemals in der Lage gewesen wären».

In gewisser Weise dürfte es sich mit Leistungssportlern ähnlich verhalten, besonders wenn sie Sportarten betreiben, in denen schnelle Reaktionen erforderlich sind. Ein Baseball nähert sich mit einer Geschwindigkeit von fast 150 Stundenkilometern, und doch scheint er – wie vielfach beschrieben – fast unbeweglich in der Luft zu stehen, mit überdeutlich erkennbaren Nähten, während der Schlagmann sich plötzlich in einer geräumigen Blase außerhalb der Zeit befindet, in der er den Ball in aller Ruhe anvisieren und treffen kann.

In einem Fahrradrennen rasen die Teilnehmer, nur wenige Zentimeter voneinander entfernt, mit fast siebzig Stundenkilometern dahin. Für einen Zuschauer sieht es extrem gefährlich aus, und tatsächlich dürften die Fahrer nur durch ein paar Millisekunden voneinander getrennt sein. Der geringste Fahrfehler muss zu einem Massensturz führen. Doch für die hochkonzentrierten Sportler selbst scheint sich alles in einer Art Zeitlupe zu bewegen, sodass ihnen reichlich Gelegenheit und Zeit bleibt, um zu improvisieren und komplizierte Manöver auszuführen.

Die unfassbare Geschwindigkeit der Kampfsportmeister, deren Bewegungen so schnell sind, dass das ungeübte Auge ihnen nicht zu folgen vermag, entfaltet sich im Bewusstsein der Sportler mit fast anmutiger Leichtigkeit und Eleganz, einem Zustand, den Trainer gern als entspannte Konzentration bezeichnen. Die Veränderung der Geschwindigkeitswahrnehmung wird in Filmen wie *Matrix* oft durch einen Wechsel zwischen beschleunigter und verlangsamter Wiedergabe der Handlungssequenz dargestellt.

Dieses Fertigkeitsniveau können Sportler, unabhängig von ihren angeborenen Talenten, nur durch Jahre eisernen Trainings und Übens erwerben. Zunächst sind intensive bewusste Bemühung und Aufmerksamkeit erforderlich, um jede Nuance der Technik und der zeitlichen Abfolge zu erlernen. Doch irgendwann haben sich die grundlegenden Fertigkeiten und ihre neuronalen Repräsentationen so tief in das Nervensystem eingegraben, dass sie dem Sportler fast zur zweiten Natur geworden sind und keiner bewussten Anstrengung oder Entscheidung mehr bedürfen. Eine Ebene der Hirnaktivität arbeitet möglicherweise automatisch, während eine andere, die bewusste Ebene, eine Zeitwahrnehmung entwickelt, die flexibel ist und gestaucht oder ausgedehnt werden kann.

Als der Neurophysiologe Benjamin Libet in den 1960er Jahren untersuchte, wie einfache Bewegungsentscheidungen getroffen werden, stellte er fest, dass sich Gehirnsignale, die auf einen Entscheidungsakt schließen lassen, mehrere hundert Millisekunden vor ihrem Auftauchen im Bewusstsein entdecken lassen. Ein Weltklassesprinter dürfte schon aus den Startblöcken heraus sein und fünf oder sechs Meter zurückgelegt haben, bevor ihm bewusst wird, dass die Startpistole abgefeuert wurde. Er braucht 130 Millisekunden für den Start, aber 400 Millisekunden oder mehr, um den Schuss zu registrieren. Die Überzeugung des Läufers, er habe den Schuss gehört und sei erst dann von den Startblöcken geschnellt, ist nach Libet eine Täuschung, die zustande kommt, weil das Bewusstsein das Geräusch des Schusses eine halbe Sekunde «vordatiert».

Eine Neuorganisation der Zeit wie ihre scheinbare Stauchung oder Ausdehnung wirft die Frage auf, wie wir denn im Normalfall Zeit wahrnehmen. William James äußerte die Vermutung, unser Urteil über zeitliche Abläufe, unsere Wahrnehmungsgeschwindigkeit, hänge davon ab, wie viele «Ereignisse» wir in einer gegebenen Zeiteinheit wahrnehmen können.

Es gibt gute Gründe für die Annahme, dass bewusste Wahrnehmung (zumindest visuelle Wahrnehmung) kein kontinuierlicher Vorgang ist, sondern aus separaten Augenblicken besteht, vergleichbar mit den Bildern eines Films, die dann miteinander verschmolzen werden, um den Eindruck von Kontinuität zu erwecken. Zu einer solchen Zerlegung der Zeit kommt es offenbar nicht, wenn es sich um rasche automatische Aktionen handelt, wie etwa bei einem Return im Tennis oder bei einem Baseball-Schlag. Der Neurowissenschaftler Christof Koch unterscheidet zwischen «Verhalten» und «Erfahrung» und meint: «Verhalten wird möglicherweise stetig und zusammenhängend ausgeführt, während Erfahrung in separaten Intervallen, wie ein Film, strukturiert sein könnte.» Dieses Bewusstseinsmodell ließe einen James'schen Mechanismus denkbar erscheinen, durch den die Zeitwahrnehmung beschleunigt oder verlangsamt werden könnte. Koch vermutet, dass die scheinbare Verlangsamung der Zeit in Notsituationen und im sportlichen Höchstleistungsbereich (zumindest wenn Athleten sich «im Flow» befinden) nur daher kommt, dass sich bei intensiver Aufmerksamkeit die Dauer individueller Zeitabschnitte verkürzt.

...

Für William James werden die auffälligsten Abweichungen von der «normalen» Zeit durch die Auswirkungen bestimmter Wirkstoffe oder Drogen erzielt. Er probierte selbst eine ganze Anzahl aus, von Lachgas bis Peyote. Wenn er in den *Principles* über die Zeitwahrnehmung spekuliert, kommt er unmittelbar nach seinen Ausführungen über von Baer auf Haschisch zu sprechen. «Im Haschischrausch», schreibt er, «findet eine seltsame Zunahme der scheinbaren Zeitperspektive statt. Wir äußern einen Satz, und wenn wir an sein Ende gelangt sind, scheint sein Anfang unendlich lange zurückzuliegen. Wir biegen in eine kurze Straße ein und haben das Gefühl, wir könnten niemals an ihr Ende gelangen.»

James' Schilderung ist ein fast exaktes Echo der Beobachtungen, die Jacques-Joseph Moreau fünfzig Jahre zuvor zu Papier gebracht hatte. Moreau, ein Arzt, hatte als einer der Ersten das Haschisch im Paris der 1840er Jahre in Mode gebracht. Wie Gautier, Baudelaire, Balzac und andere Wissenschaftler und Künstler war er Mitglied im Club des Hachichins. Moreau schrieb:

> **Als ich eines Nachts die überdachte Passage auf der Place de l'Opéra durchquerte, konstatierte ich verblüfft, wie lange es dauerte, um zur anderen Seite zu gelangen. Ich hatte höchstens ein paar Schritte gemacht, aber mir kam es vor, als hielte ich mich dort schon zwei oder drei Stunden auf ... Ich beschleunigte meine Schritte, doch die Zeit verstrich nicht schneller ... Ich hatte den Eindruck ... der Weg wäre endlos und der Ausgang, auf den ich zuhielt, zöge sich im gleichen Tempo zurück, wie ich vorwärtsschritt.**

Neben dem Empfinden, dass ein paar Worte, ein paar Schritte unerträglich lange dauern, kann sie auch das Gefühl einstellen, die Welt sei extrem verlangsamt, sogar zum Stillstand gekommen. Louis J. West wird 1970 in dem Buch *Psychotomimetic Drugs* (herausgegeben von Daniel Efron) mit folgender Anekdote zitiert: «Es gibt eine Geschichte über zwei Hippies, die im Golden Gate Park sitzen. Beide sind high auf ‹Gras›. Ein Düsenjet rast über ihre Köpfe und ist fort; woraufhin sich einer der Hippies dem anderen zuwendet und sagt: ‹Mann, ich dachte, der haut nie ab!›»

Während die Außenwelt verlangsamt erscheinen mag, gewinnt eine Innenwelt von Vorstellungen und Gedanken manchmal ein hohes Tempo. Man kann sich auf eine lange, komplizierte Reise begeben, verschiedene Länder und Kulturen besuchen, ein Buch schreiben, eine Symphonie komponieren, ein ganzes Leben oder eine geschichtliche Epoche durchleben – um anschließend festzustellen, dass nur Minuten oder Sekunden vergangen sind. Gautier berichtet von einem Haschischrausch: «Die Empfindungen folgten einander dermaßen zahlreich und rasch, daß eine Zeitwahrnehmung unmöglich erschien.»[17] Subjektiv hatte er das Gefühl, der Zustand habe «dreihundert Jahre gedauert», tatsächlich war es aber nur eine Viertelstunde.

Das Wort «Erwachen» dürfte hier mehr als nur eine Redefigur sein, denn solche «Trips» sind sicherlich mit Träumen oder Nahtoderlebnissen zu vergleichen. Gelegentlich erscheint es mir, als hätte ich zwischen dem ersten Klingeln des Weckers um fünf Uhr morgens und dem zweiten Klingeln ein ganzes Leben gelebt.

Gelegentlich kommt es beim Einschlafen zu einer massiven, unwillkürlichen Zuckung (einer «myoklonischen» Zuckung) des Körpers. Zwar werden solche Zuckungen durch primitive Regionen des Hirnstamms erzeugt (es handelt sich gewissermaßen um Hirnstammreflexe), und als solche sind sie ohne besondere Bedeutung oder Beweggründe; sie werden durch einen improvisierten Traum unmittelbar in Handlungen verwandelt. So kann die Zuckung beispielsweise mit einem Traum assoziiert sein, in dem wir stolpern, über einen Abgrund setzen, hochspringen, um einen Ball zu fangen, und so fort. Solche Träume können außerordentlich lebhaft sein und aus mehreren «Szenen» bestehen. Subjektiv scheinen sie vor der Zuckung zu beginnen, und doch wird der ganze Traummechanismus vermutlich durch die erste vorbewusste Wahrnehmung der Zuckung ausgelöst. Diese ganze elaborierte Umstrukturierung der Zeit dauert wahrscheinlich noch nicht einmal eine Sekunde.

Es gibt bestimmte epileptische Anfälle, sogenannte Erinnerungs- oder Erlebnisanfälle, bei denen eine Erinnerung oder Halluzination aus der Vergangenheit plötzlich Besitz vom Bewusstsein eines Patienten ergreift und sich ausführlich und ohne Eile entfaltet, objektiv dafür aber nur wenige Sekunden braucht. Diese Anfälle gehen in der Regel mit Krampfaktivität in den Temporallappen einher und können bei einigen Patienten durch elektrische Stimulation bestimmter Triggerpunkte an der Oberfläche der Temporallappen ausgelöst werden. Manchmal zeichnen sich diese epileptischen Erlebnisse nicht nur durch ihre subjektiv erlebte Dauer aus, sondern sind auch von einem Gefühl metaphysischer Bedeutung durchdrungen. Dostojewski schrieb von solchen Einfällen:

> **... Es gibt Sekunden, es sind im ganzen nur fünf oder sechs auf einmal, und plötzlich fühlt man die Gegenwart der ewigen Harmonie ... Das Furchtbarste ist, daß es so schrecklich klar ist und eine solche Freude ... In diesen 5 Sekunden durchlebe ich das Leben, und ich würde für sie mein ganzes Leben hingeben, denn sie sind das wert.**[18]

In solchen Zeiten mag es kein Gefühl innerer Beschleunigung geben, aber zu anderen Zeiten – besonders nach Einnahme von Meskalin oder LSD – kann man den Eindruck haben, man rase mit unkontrollierbaren Überlichtgeschwindigkeiten durch Gedankenuniversen. In *Die großen Zerreißproben und andere Störungserlebnisse* schreibt der französische Dichter und Maler Henri Michaux: «die aus der Meskalin-Geschwindigkeit Zurückgekehrten [sprechen] von hundert- oder zweihundert-, selbst von fünfhundertmal mehr als in der normalen Zeit»[19]. Michaux meint dazu, dass es wahrscheinlich eine Täuschung sei, aber auch bei einer sehr viel geringeren Beschleunigung – «und wenn sie nur das Sechsfache» des Normalen betrage – wäre die Tempozunahme immer noch überwältigend.

Nach Michaux erleben wir weniger eine gewaltige Ansammlung von exakten, realistischen Details als vielmehr eine Reihe von allgemeinen Eindrücken und dramatischen Hervorhebungen wie in einem Traum.

Doch davon abgesehen würde – wenn man die Denkgeschwindigkeit merklich erhöhen könnte – diese Tempozunahme in den physiologischen Aufzeichnungen des Gehirns rasch zutage treten (sofern uns die die nötigen Experimentaltechniken zur Verfügung stünden) und vielleicht auch die Grenze des neuronal Möglichen erkennbar werden. Allerdings müssten wir diese Aufzeichnungen auf der richtigen Ebene zellulärer Aktivität vornehmen, und das wäre nicht die Ebene individueller Nervenzellen, sondern eine höhere Ebene, die Ebene von Interaktionen zwischen Neuronengruppen in der Großhirnrinde, die in der Größenordnung von Zehntausenden oder Hunderttausenden Zellen das neuronale Korrelat des Bewusstseins bilden.

Die Geschwindigkeit solcher neuronalen Interaktionen wird normalerweise durch ein empfindliches Gleichgewicht von exzitatorischen und inhibitorischen Kräften reguliert, doch es gibt bestimmte Bedingungen, unter denen Hemmungen gelockert werden. Unseren Träumen können Flügel wachsen, sodass sie sich frei und sehr rasch bewegen, eben weil die Aktivität der Großhirnrinde nicht durch die Wahrnehmung der äußeren Wirklichkeit eingeschränkt wird. Ähnliches trifft möglicherweise auch auf die durch Meskalin oder Haschisch ausgelösten Trancezustände zu.

Andere Wirkstoffe (im Großen und Ganzen sedativ wirkende Substanzen wie Opiate und Barbiturate) können gegenteilige Effekte haben und eine trübe, dichte Hemmung der Gedanken und Bewegungen hervorrufen, sodass man in einen Zustand gerät, in dem kaum irgendetwas zu geschehen scheint, bis man nach einigen Minuten, wie man meint, feststellt, dass ein ganzer Tag vergangen ist. Solche Effekte ähneln der Wirkung des Retardierers, eines Wirkstoffs, den Wells als Antagonisten des Beschleunigers beschrieb:

> **Der Retardierer ... soll ... es dem Patienten ermöglichen, einige Sekunden über viele Stunden gewöhnlicher Zeit auszudehnen und so eine apathische Untätigkeit, eine gletschergleich erstarrte Lebendigkeit auch inmitten der hektischsten oder störendsten Umgebung beizubehalten.**[20]

...

Der Gedanke, dass es tiefreichende und dauerhafte Störungen der neuronalen Geschwindigkeit geben könnte, die unter Umständen Jahre oder Jahrzehnte anhielten, kam mir zum ersten Mal 1966, als ich am Beth Abraham in der Bronx, einem Krankenhaus für Menschen mit chronischen Leiden, zu arbeiten begann und dort Patienten begegnete, die ich später in meinem Buch *Awakenings* beschrieb. In der Eingangshalle und auf den Fluren gab es Dutzende dieser Patienten, die sich alle mit unterschiedlichen Geschwindigkeiten bewegten – einige heftig beschleunigt, andere in Zeitlupe, wieder andere fast vollkommen erstarrt. Als ich diese Landschaft gestörter Zeitabläufe betrachtete, fielen mir plötzlich Wells' Beschleuniger und Retardierer ein. Wie ich erfuhr, waren alle diese Patienten Überlebende der großen Pandemie *Encephalitis lethargica*, die die Welt von 1917 bis 1928 heimsuchte. Von den Millionen Menschen, die von dieser «Schlafkrankheit» befallen wurden, starben etwa ein Drittel in den akuten Stadien – in Zuständen eines komatösen Schlafs, der so tief ist, dass er jedes Aufwecken ausschließt, oder in Zuständen so intensiver Schlaflosigkeit, dass keine Sedierung möglich ist. Allerdings hatten einige der Überlebenden, die in den ersten Tagen häufig ein beschleunigtes und erregtes Verhalten gezeigt hatten, später eine extreme Form des Parkinsonismus entwickelt, die ihre Bewegungen manchmal über Jahrzehnte verlangsamt oder sogar eingefroren hatte. Einige der Patienten waren auch weiterhin beschleunigt in ihren Bewegungen, und einer, Ed M., war sogar auf der einen Körperseite beschleunigt und auf der anderen verlangsamt.*

Bei der gewöhnlichen Parkinson-Krankheit beobachtet man, neben Tremor oder Rigidität, auch leichte Verlangsamungen oder Beschleunigungen, doch beim postenzephalitischen Parkinsonismus, bei dem die Schädigung im Gehirn gewöhnlich weitaus größer ist, können diese Tempoveränderungen bis an die äußersten physiologischen und mechanischen Grenzen von Gehirn und Körper gehen. Dopamin, ein Neurotransmitter, der eine entscheidende Rolle für den normalen Ablauf von Bewegung und Denken spielt, ist bei der Parkinson-Krankheit erheblich reduziert – auf weniger als 15 Prozent der Normalwerte. Beim postenzephalitischen Parkinsonismus sind die Dopaminspiegel fast nicht mehr nachzuweisen.

1969 könnte ich den meisten dieser «erstarrten» Patienten den Wirkstoff L-Dopa verabreichen, bei dem man kurz zuvor

* Der Wortschatz des Parkinsonismus besteht großenteils aus Geschwindigkeitsbegriffen. Neurologen haben eine ganze Reihe von Termini, um diese Phänomene zu beschreiben: Wenn die Bewegungen verlangsamt sind, sprechen sie von Bradykinesie; kommen sie zum Stillstand – von Akinesie; sind sie extrem schnell – von Tachykinesie. Entsprechend kann man auch unter Bradyphrenie oder Tachyphrenie leiden, einer Verlangsamung oder Beschleunigung der Gedankentätigkeit.

nachgewiesen hatte, dass er den Dopaminspiegel im Gehirn erhöhen könnte. Zunächst gewannen dadurch viele Patienten ihre normale Geschwindigkeit und Bewegungsfreiheit zurück. Doch dann verfielen sie wieder in das Gegenteil – was vor allem für die besonders schwer erkrankten Patienten galt. Nach fünf Tagen auf L-Dopa ließ die Patientin Hester Y. eine solche Beschleunigung von Bewegung und Sprechen erkennen, dass ich in mein Tagebuch schrieb:

> **Wenn sie vorher einem Zeitlupenfilm glich oder dem Standbild ähnelte, das erscheint, wenn eine Filmrolle im Projektor stecken geblieben ist, vermittelte sie jetzt den Eindruck eines beschleunigten Films, sodass meine Kollegen, als ich ihnen einen Film zeigte, den ich damals von Mrs. Y gedreht hatte, der festen Überzeugung waren, das Vorführgerät laufe zu schnell.**

Ich vermutete zunächst, Hester und andere Patienten seien sich des ungewöhnlichen Tempos bewusst, mit dem sie sich bewegten, sprachen und dachten, und seien nur außerstande, sich zu steuern. Doch bald fand ich heraus, dass das keineswegs der Fall war. Das geht gewöhnlichen Parkinson-Patienten genauso, wie der englische Neurologe William Gooddy zu Beginn seines Buchs *Time and the Nervous System* feststellt. Er schrieb, ein Beobachter bemerke, wie verlangsamt die Bewegungen des Parkinson-Patienten seien, «aber der Patient wird erwidern: ‹Meine eigenen Bewegungen ... erscheinen mir normal, wenn ich nicht auf einer Uhr sehe, wie lang sie dauern. Die Uhr an der Wand der Station scheint ungewöhnlich schnell zu gehen.›»

Gooddy kontrastiert die «persönliche Zeit» mit der «Uhrzeit» und vertritt die Ansicht, dass der Abstand zwischen persönlicher Zeit und Uhrzeit bei der extremen Bradykinesie postenzephalitischer Patienten fast unüberbrückbar werden könne. Häufig sah ich meinen Patienten Miron V. im Flur vor meinem Büro sitzen. Er erschien bewegungslos, wobei sein rechter Arm oft angehoben war, manchmal wenige Zentimeter über seinem Knie, manchmal bis in die Nähe seines Gesichts. Als ich ihn nach diesen erstarrten Positionen fragte, erwiderte er empört: «Was meinen Sie mit ‹erstarrten Positionen›? Ich war dabei, mir die Nase zu putzen.»

Ich wusste nicht, ob er mich auf den Arm nahm. Eines Morgens nahm ich während eines Zeitraums von einigen Stunden eine Folge von etwa zwanzig Fotos auf und legte sie zu einem Daumenkino zusammen, ganz ähnlich dem, das ich angefertigt hatte, um die Entfaltung der Geigenköpfe sichtbar zu machen. Auf diese Weise konnte ich erkennen, dass Miron sich tatsächlich die Nase putzte – allerdings tausendmal so langsam wie normal.

Auch Hester schien sich nicht bewusst zu sein, in welchem Maße ihre persönliche Zeit von der Uhrzeit abwich. Ich bat einmal meine Studenten, mit ihr Ball zu spielen, aber sie sahen sich außerstande, ihre blitzschnellen Würfe zu fangen. Hester warf den Ball so rasch zurück, dass die Hände der Studenten, noch immer von dem Wurf ausgestreckt, von dem retournierten Ball getroffen wurden. «Ihr seht, wie schnell sie ist», sagte ich, «also unterschätzt sie nicht – strengt euch an.» Aber all ihre Anstrengung blieben vergeblich, weil ihre besten Reaktionszeiten eine Siebtelsekunde betrugen, während Hesters Reaktionszeit bei knapp einer Zehntelsekunde lag.

Nur wenn Miron und Hester in ihrem Normalzustand waren, weder übermäßig verzögert noch besonders beschleunigt, konnten sie erkennen, wie verblüffend ihre Langsamkeit oder Geschwindigkeit wirken musste. Manchmal war es erforderlich, ihnen einen Film zu zeigen oder ein Band abzuspielen, um sie zu überzeugen.*

Bei Störung des Zeitempfindens scheint es hinsichtlich der Verlangsamung keine Grenze zu geben, und die Beschleunigung der Bewegung scheint manchmal nur durch die physischen Grenzen der Artikulation eingeschränkt zu sein. Wenn Hester in einem ihrer sehr beschleunigten Zustände versuchte, laut zu sprechen oder zu zählen, prallten die Wörter und Zahlen zusammen und gingen ineinander über. Solche physischen Grenzen waren bei Denken und Wahrnehmung weniger ersichtlich. Wenn ihr eine perspektivische Zeichnung des Neckerwürfels (eine uneindeutige Zeichnung, die normalerweise alle paar Sekunden die Perspektive zu wechseln scheint) gezeigt wurde, nahm sie in verlangsamtem Zustand die Wechsel alle ein oder zwei Minuten wahr (oder gar nicht, wenn sie «erstarrt» war), aber in beschleunigter Verfassung sah sie den Würfel «blinken», das heißt, er veränderte seine Perspektive mehrere Male pro Sekunde.

* Störungen des Raumempfindens sind bei Parkinsonismus genauso häufig wie Störungen des Zeitempfindens. Ein fast diagnostisches Zeichen des Parkinsonismus ist die Mikrographie – ein winziges, häufig verschwindend kleines Schriftbild. In der Regel sind sich die Patienten dessen nicht bewusst, solange sie in diesem Zustand sind; erst wenn sie sich wieder in einem normalen räumlichen Bezugssystem befinden, können sie erkennen, dass ihr Schriftbild kleiner als gewöhnlich war. So findet möglicherweise für einige Patienten eine Kompression des Raumes statt, die mit der Stauchung oder Kompression der Zeit vergleichbar ist. Einer meiner postenzephalitischen Patienten pflegte zu sagen: «Mein Raum, unser Raum, hat nichts mit eurem Raum zu tun.»

Zu verblüffenden Beschleunigungen kann es auch beim Tourette-Syndrom kommen, einer Störung, die sich in Zwangshandlungen, Tics, unwillkürlichen Bewegungen und Lautäußerungen manifestiert. Einige Menschen mit dem Tourette-Syndrom sind in der Lage, Fliegen im Flug zu fangen. Als ich einen Betroffenen fragte, wie er das schaffe, antwortete er, er habe nicht das Empfinden, sich besonders rasch zu bewegen, sondern eher das Gefühl, die Fliegen würden sich langsam bewegen.

Wenn man die Hand ausstreckt, um etwas zu berühren oder zu ergreifen, beträgt die normale Geschwindigkeit rund einen Meter pro Sekunde. Fordert man normale Versuchspersonen auf, diese Bewegung so rasch wie möglich auszuführen, erreichen sie etwa 4,5 Meter pro Sekunde. Doch als ich Shane F., einen Maler mit dem Tourette-Syndrom, darum bat, kam er mühelos auf sieben Meter pro Sekunde, ohne dass seine Bewegungen an Flüssigkeit oder Genauigkeit einbüßten.* Nachdem ich ihn aufgefordert hatte, sich an die normale Geschwindigkeit zu halten, wurden seine Bewegungen verkrampft, ungeschickt, ungenau und von Tics beeinträchtigt.

Ein anderer Patient mit gravierenden Tourette-Syndromen erklärte mir, neben den Tics und Lautäußerungen, die ich sehen und hören könnte, gebe es andere, die ich – aufgrund meiner «langsamen» Augen und Ohren – nicht wahrzunehmen vermöchte. Erst Videoaufzeichnungen und Einzelbildanalysen machten das breite Spektrum dieser «Mikro-Tics» sichtbar. Tatsächlich konnten mehrere Serien von Mikro-Tics gleichzei-

* Meine Kollegen und ich präsentierten diese Ergebnisse auf einer Tagung der Society for Neuroscience (vgl. Sacks, Fookson, et al., 1993).

tig ablaufen, offenbar vollständig voneinander getrennt, sodass möglicherweise Dutzende von Mikro-Tics in einer einzigen Sekunde stattfanden. Die Komplexität dieses ganzen Geschehens war ebenso verblüffend wie seine Geschwindigkeit, und ich dachte, dass man ein ganzes Buch, ein Atlas der Tourette-Tics auf der Grundlage von lediglich fünf Sekunden Videomaterial zusammenstellen könnte. Ich meinte, ein solcher Atlas müsse eine Art mikroskopischer Ansicht von Gehirn und Geist vermitteln, weil alle Tics entweder innere oder äußere Bestimmungsfaktoren haben und weil das Tic-Repertoire eines jeden Patienten einzigartig ist.

Die spontan und heftig auftretenden Tics des Tourette-Syndroms ähneln der Sprechweise, die der große britische Neurologe John Hughlings Jackson als «emotional» oder «stoßartig» *(ejaculate)* bezeichnete (im Gegensatz zum komplexen, syntaktisch elaborierten «propositionalen» Sprechen). Stoßartiges Sprechen ist im Wesentlichen reaktiv, vorbewusst und impulsiv; es entzieht sich der Kontrolle der Frontallappen, des Bewusstseins und des Ichs; es kommt uns über die Lippen, bevor wir es daran hindern können.

...

Nicht nur die Geschwindigkeit, sondern auch die Qualität der Bewegungen und Gedanken verändert sich beim Tourettismus und Parkinsonismus. Der beschleunigte Zustand weist in der Regel ein Übermaß an Erfindungs- und Vorstellungsvermögen auf, rasch springen die Einfälle von einer Assoziation zur nächsten, vorwärtsgetrieben von ihrer eigenen Dynamik. Verlangsamung dagegen geht meist mit Sorgfalt und Vorsicht einher, einer nüchternen und kritischen Haltung, die genauso ihre Vorzüge hat wie das ungehemmte Verströmen. Davon berichtete Ivan Vaughan, ein Psychologe, der an Parkinson erkrankt war und seine Erinnerungen unter dem Titel *Ivan: Living with Parkinson's Disease* veröffentlichte (dt.: *Ivan, Die mit Optimismus erzählte Geschichte eines bemerkenswerten Mannes und seines Kampfes gegen die Parkinsonsche Krankheit*, Bergisch Gladbach 1989). Wie Ivan mir berichtete, versuchte er immer, unter dem Einfluss von L-Dopa zu schreiben, weil seine Phantasie und seine Gedankentätigkeit dann freier zu arbeiten schienen, sodass seine Assoziationen vielfältiger und überraschender waren. (Wenn sich seine geistigen Prozesse allerdings zu sehr beschleunigten, beeinträchtigte das seine Konzentration und führte zu Abschweifungen in alle Richtungen.) Ließ aber die Wirkung von L-Dopa nach, redigierte er seine Arbeit und stellte fest, dass er dann ideale Voraussetzungen besaß, um die allzu überschwängliche Prosa zurechtzustutzen, zu der er neigte, wenn der «drauf» war.

Obwohl mein Tourette-Patient Ray von seinen Symptomen häufig genervt und gepeinigt war, wusste er sie sich auf vielfältige Weise zunutze zu machen. Der Raschheit (und dem manchmal ausgefallenen Charakter) seiner Assoziationen verdankte er eine gewisse Schlagfertigkeit; er sprach von seinen *ticcy witticisms* (Tick-Witzeleien), seinen *witty ticcicisms* (Witz-Tickeleien) und bezeichnete sich selbst als Witty Ticcy Ray.* Dieser schnelle Witz machte ihn in Verbindung mit seiner musikalischen Begabung zu einem hervorragenden Improvisator am

* Ray wird beschrieben in: *Der Mann, der seine Frau mit einem Hut verwechselte.*

Schlagzeug. Im Tischtennis war er fast unschlagbar, teilweise wegen der reinen Geschwindigkeit seiner Reaktionen und teilweise wegen seiner Schmetterschläge, die, obwohl regelkonform, so unberechenbar waren (sogar für ihn selbst), dass seine verwirrten Gegner sie nicht retournieren konnten.

Menschen mit extrem schwerem Tourette-Syndrom könnten die größte Annäherung an die Wesen darstellen, die von Baer und James beschrieben haben. Tourette-Patienten bezeichnen sich gelegentlich selbst als «aufgeladen». «Es ist, als hätte man 500 PS unter der Motorhaube», meinte einer meiner Patienten. Tatsächlich gibt es eine Anzahl von Weltklasseathleten mit Tourette – Jim Eisenreich und Mike Johnston im Baseball, Mahmoud Abdul-Rauf im Basketball und Tim Howard im Fußball.

Doch wenn die Tourette-Beschleunigung so adaptiv sein kann, eine Art neurologische Begabung ist, stellt sich die Frage, warum die natürliche Selektion nicht dafür gesorgt hat, die Zahl dieser «Raser» in unserer Mitte zu vergrößern. Welchen Sinn hat es, relativ träge, bieder und «normal» zu sein? Große Nachteile übermäßiger Langsamkeit liegen auf der Hand, aber vielleicht sollte man darauf hinweisen, dass übermäßige Geschwindigkeit auch nicht unproblematisch ist. Tourettische oder postenzephalitische Geschwindigkeit ist mit Enthemmung verbunden, mit einer Spontanität und Unbesonnenheit, die «unangemessene» Bewegungen und Impulse jederzeit zulässt. Unter solchen Bedingungen werden gefährliche Impulse, etwa einen Finger in eine Flamme zu halten oder überhastet in den fließenden Verkehr zu laufen, ungehemmt ausgelebt, bevor das Bewusstsein eingreifen kann.

In extremen Fällen, wenn der Gedankenstrom zu überstürzt

ist, kann er sich verselbständigen und zu einem Sturzbach oberflächlicher Ablenkung und Abschweifung werden, sich in brillanter Zusammenhanglosigkeit, in einem phantasmagorischen, traumartigen Delirium auflösen. Menschen mit schweren Tourette-Symptomen wie Shane finden die Bewegungen, Gedanken und Reaktionen anderer Menschen unter Umständen unerträglich langsam, während für uns «Neuro-Normalos» die Shanes dieser Welt manchmal ein beunruhigendes Tempo vorlegen. «Uns kommen diese Menschen wie Affen vor», schrieb James in einem anderen Zusammenhang, «während wir ihnen wie Reptilien erscheinen.»

In dem berühmten Kapitel «Will» der *Principles of Psychology* schreibt James über den «widernatürlichen» oder krankhaften Willen und darüber, dass er in zwei gegensätzlichen Formen vorkommt: der «explosiven» und der «blockierten» Spielart. Er verwendete diese Begriffe in Beziehung zu psychologischen Dispositionen und Temperamenten, aber sie lassen sich ebenso gut auf physiologische Störungen wie Parkinsonismus, Tourette-Syndrom und Katatonie anwenden. (Es erscheint merkwürdig, dass James nie auch nur versucht hat, einen Zusammenhang zwischen dem «explosiven» und dem «blockierten» Willen herzustellen, obwohl er doch Menschen gesehen haben muss, die, wie wir heute sagen, manisch-depressiv waren, also an einer bipolaren Störung litten, die sie alle paar Wochen oder Monate von einem Extrem ins andere fallen ließ.)

Ein Freund mit Parkinson sagte einmal zu mir, dass man sich im verlangsamten Zustand fühle, als stecke man in einem Fass mit Erdnussbutter, während einem der beschleunigte Zustand das Empfinden gebe, sich auf Eis zu befinden und ohne Reibung einen immer steileren Hang hinunterzugleiten oder auf einem winzigen Planeten zu sein, schwerelos, ohne eine Kraft, die einen auf der Oberfläche halten oder verankern könnte.

Obwohl solche einengenden, rigiden Zustände das genaue Gegenteil der beschleunigten, explosiven Persönlichkeit zu sein scheinen, können die Patienten fast augenblicklich von der einen in die andere Verfassung wechseln. In den 1920er Jahren haben französische Neurologen den Begriff der «Kinesia paradoxa» geprägt, um die bemerkenswerten, wenn auch seltenen Übergänge bei postenzephalitischen Patienten zu beschreiben, die sich jahrelang kaum bewegten, um sich dann plötzlich, wie «befreit», mit großer Energie und Kraft zu bewegen, nur um ein paar Minuten später in ihren früheren, bewegungslosen Zustand zurückzukehren. Als ich Hester Y. L-Dopa verabreichte, nahmen diese Wechsel ein ungewöhnliches Ausmaß an – manchmal brachte sie es auf ein Dutzend solcher abrupten Verhaltensumkehrungen pro Tag.

…

Ähnliche Wechsel kann man bei Patienten mit extrem schweren Tourette-Syndromen beobachten, deren Verhalten durch äußerst winzige Dosen bestimmter Medikamente zu einem fast stuporösen Halt gebracht werden können. Selbst ohne Medikation kommt es bei Tourettern nicht selten zu Zuständen einer bewegungslosen und fast hypnotischen Konzentration, und dies repräsentiert sozusagen die andere Seite der hyperaktiven und abgelenkten Persönlichkeit.

Auch bei Katatonie können unbewegliche, stuporöse Zustände von einem Augenblick zum anderen in ungeheuer aktives, hektisches Verhalten umschlagen.* Katatonie ist relativ selten, besonders in unserer relativ ruhigen Epoche, doch dürfte ein Teil der Furcht und des Befremdens, das der Wahnsinnige in den Beobachtern weckte, auf diese plötzlichen, unvorhersehbaren Transformationen zurückzuführen sein. Katatonie, Parkinsonismus, das Tourette-Syndrom und die manische Depression lassen sich alle als bipolare Störung beschreiben. Alle sind sie, um den französischen Terminus aus dem 19. Jahrhundert zu verwenden, Störungen *à double forme* – janusgesichtige Störungen, die unvermittelt von einem Gesicht, einer Form in die andere umspringen können. Die Wahrscheinlichkeit eines neutralen Zustands, irgendeiner «Normalität», ist bei solchen Störungen so gering, dass wir uns eine hantelartige oder sanduhrenförmige «Krankheitsfläche» mit einem extrem schmalen Hals oder Verbindungsstück zwischen den beiden mächtigen Enden vorstellen müssen.

In der Neurologie spricht man gern von «Defiziten» – die Ausschaltung einer physiologischen (und vielleicht psychologischen) Funktion durch eine Läsion, eine geschädigte Region, im Gehirn. Kortexläsionen rufen in der Regel «einfache» Defizite hervor, wie etwa die Fähigkeit, Farben zu sehen oder Buchsta-

* Der bedeutende Psychiater Eugen Bleuler beschrieb das 1911: «Manchmal wird die Ruhe durch einen katatonen Raptus unterbrochen. Plötzlich springt der Patient auf, zerschlägt etwas, greift mit großer Gewandtheit und Kraft jemanden an. ... Ein Katatoniker erwacht aus der Starre, radelt im Hemd drei Stunden lang herum, fällt und bleibt kataleptisch im Straßengraben liegen ... Die Bewegungen werden oft mit großer Kraft, fast immer mit Anstrengung unnötiger Muskelgruppen gemacht ... Das Maß für Kraft und Ausgiebigkeit der Bewegungen ist verloren gegangen. (Eugen Bleuler, *Dementia praecox oder Gruppe der Schizophrenien*, Leipzig und Wien 1911, S. 176)

ben bzw. Zahlen zu erkennen. Dagegen beeinträchtigen Läsionen im Regulationssystem des Subkortexes – das Bewegung, Tempo, Emotion, Appetit, Bewusstseinsebene und vieles mehr steuert – Kontrolle und Stabilität, sodass die Patienten ihre normalerweise breite Basis der Resilienz, ihre «Mitte», verlieren und dann fast hilflos, wie Puppen zwischen den Extremen hin und her geworfen werden.

...

Doris Lessing über die Situation meiner postenzephalitischen Patienten: «Das macht einem bewusst, dass wir wirklich auf eines Messers Schneide leben.» Nun ja, wenn wir gesund sind, leben wir nicht auf eines Messers Schneide, sondern auf einem breiten, stabilen Sattelrücken der Normalität. Physiologisch ist neuronale Normalität Ausdruck eines Gleichgewichts zwischen den exzitatorischen und inhibitorischen Systemen des Gehirns, eines Gleichgewichts, das in Abwesenheit von Drogen oder Schädigungen eine bemerkenswerte Breite und Resilienz besitzt.

Wir Menschen haben relativ konstante und charakteristische Bewegungsraten, obwohl einige unserer Artgenossen ein wenig rascher und andere etwas langsamer sein mögen und obwohl unsere Energie- und Interessenniveaus im Laufe eines Tages gewissen Schwankungen unterworfen sein dürften. Wir sind lebhafter, wir bewegen uns ein wenig schneller und wir leben auch ein wenig rascher, wenn wir jung sind; wir werden etwas langsamer, zumindest in Hinblick auf unsere Körperbewegungen und Reaktionszeiten, wenn wir altern. Doch unter normalen Umständen sind die Spielräume dieser Raten, zumindest bei gewöhnlichen Menschen, recht begrenzt. Es gibt keinen großen Unterschied zwischen den Reaktionszeiten älterer und jüngerer Menschen oder zwischen den weltbesten Athleten und uns. Das scheint auch für die grundlegenden geistigen Operationen zu gelten – für die maximale Geschwindigkeit, mit der wir Kopfrechenaufgaben lösen, Dinge und Menschen erkennen, visuelle Assoziationen vornehmen und so fort. Die verblüffenden Leistungen von Schachgroßmeistern, die blitzartige Geschwindigkeit von Rechenkünstlern, von musikalischen Improvisatoren und anderen Virtuosen hat wohl weniger mit grundlegender neuronaler Geschwindigkeit zu tun als mit enormem Wissen, auswendig gelernten Mustern und Strategien und höchst raffinierten Fertigkeiten, die sie abrufen können.

Und es gibt gelegentlich Menschen, die übermenschliche Denkgeschwindigkeiten zu erreichen scheinen. Robert Oppenheimer war berühmt dafür, dass er junge Physiker, die zu ihm kamen, um ihm ihre Ideen zu erklären, schon nach wenigen Sekunden unterbrach, weil er den Kern und die Implikationen ihrer Gedanken verstanden hatte, sodass er ihre Überlegungen zu Ende führte, kaum dass sie den Mund geöffnet hatten. Praktisch jeder, der einmal erlebt hatte, wie Isaiah Berlin in seiner unglaublich raschen Sprechweise Bild auf Bild und Idee auf Idee häufte, sodass riesige Denkgebäude vor den Augen seiner Zuhörer entstanden und wieder verschwanden, war sich darüber im Klaren, dass er Zeuge eines erstaunlichen geistigen Phänomens geworden war. Das Gleiche gilt für ein komisches Genie wie Robin Williams, dessen explosive, ansteckende Assoziationsketten sich wie Raketen zu entzünden schienen. Und doch haben wir es hier offenbar nicht mit den Geschwindigkeiten einzelner Nervenzellen und einfacher Schaltkreise zu tun, sondern mit neuronalen Netzen sehr viel höherer Ordnung, die an Komplexitätsgrad die größten Supercomputer übertreffen.

Nichtsdestotrotz sind wir Menschen – auch die schnellsten unter uns – durch die Geschwindigkeit der fundamentalen neuronalen Bestimmungsfaktoren eingeschränkt, durch Zellen mit begrenzten Übertragungsraten und durch eingeschränkte Leitungsgeschwindigkeiten zwischen verschiedenen Zellen und Zellgruppen. Wenn es uns tatsächlich gelänge, unser normales Tempo um das Dutzend- oder Fünfzigfache zu beschleunigen, wären wir vollkommen aus dem Takt mit der Welt um uns her und befänden uns in einer Situation, die ebenso bizarr wäre wie die des Erzählers in Wells' Roman.

Aber wir können die Einschränkungen unseres Körpers und unserer Sinne kompensieren, indem wir verschiedene Instrumente verwenden. Wir können die zeitlichen Grenzen aufheben, so wie man im 17. Jahrhundert die räumlichen aufgehoben hat, daher verfügen wir heute über zeitliche Mikroskope und zeitliche Teleskope von ungeheurem Auflösungsvermögen. Mit ihnen lässt sich eine billiardenfache Beschleunigung oder Verlangsamung erzielen, sodass wir bislang nie Gesehenes betrachten können: dank der Laserstroboskopie die in Femtosekunden ablaufende Bildung und Auflösung chemischer Verbindungen, dank Computersimulation die dreizehn Milliarden Jahre währende Geschichte des Universums vom Urknall bis zur Gegenwart zu erkennen oder (dank einer noch höheren zeitlichen Kompression) ihre projizierte Zukunft bis zum Ende der Zeit. Durch solche Instrumente ist es uns möglich, unsere Wahrnehmung zu verbessern, sie in einem Maße zu beschleunigen oder zu verlangsamen, das alles, was ein lebender Prozess bewerkstelligen könnte, weit übertrifft. Auf diese Weise vermögen wir uns, obwohl in unserer eigenen Geschwindigkeit und Zeit gefangen, mit Hilfe unserer Vorstellung in alle Geschwindigkeiten und alle Zeiten zu versetzen.

KAPITEL DREI

EMPFINDUNGSVERMÖGEN: DAS GEISTIGE LEBEN VON PFLANZEN UND WÜRMERN

Charles Darwins letztes Buch erschien 1881 und enthielt eine Studie über den gewöhnlichen Regenwurm. Sein Hauptanliegen kommt in dem Thema zum Ausdruck *The Formation of Vegetable Mould Through the Action of Worm* (dt.: *Die Bildung der Ackererde durch die Thätigkeit der Würmer mit Betrachtungen über deren Lebensweise*, Stuttgart 1882); es ging um die ungeheure Wirkung der Würmer, die in ungeheurer Zahl und im Laufe von Jahrmillionen den Boden beackern und das Antlitz der Erde verwandeln.

Darwin berechnete diesen Effekt:

> **Auch dürfen wir nicht vergessen, wenn wir die Kraft in Betracht ziehen, welche Würmer bei der Zerkleinerung von Gesteinsstückchen ausüben, daß wir gute Beweise dafür haben, daß auf jedem Acre Land, welches hinreichend feucht und nicht zu sandig, kiesig oder steinig ist, daß Würmer darin leben können, ein Gewicht von mehr als zehn Tonnen Erde jährlich durch ihre Körper durchgeht und auf die Oberfläche gebracht wird. Für ein Land von der Größe Groß-Britanniens kann das Resultat innerhalb einer im geologischen Sinne nicht sehr langen Periode, wie in einer Million Jahren, nicht unbedeutend sein.**[21]

Seine ersten Kapitel waren allerdings der einfacheren Frage nach den «Gewohnheiten» der Würmer gewidmet. Würmer können zwischen hell und dunkel unterscheiden und bleiben bei Tageslicht im Allgemeinen unter der Erde, wo sie vor Fressfeinden sicher sind. Sie haben keine Ohren, aber wenn sie auch taub für Luftschwingungen sind, so ist ihre Wahrnehmung für Schwingungen, die sich im Erdreich fortpflanzen – etwa bei der Annäherung von Tieren –, äußerst empfindlich. Alle diese Sinnesreize werden an Häufungen von Nervenzellen (Darwin nannte sie «Gehirnganglien») im Kopf des Wurms weitergeleitet.

«Wenn ein Wurm plötzlich beleuchtet wird», schreibt Darwin, «und wie ein Kaninchen in seine Höhle hinabschießt ... so werden wir zunächst darauf geführt, die Handlung als eine Reflexthätigkeit anzusehen.»[22] Doch dann beobachtete er, dass dieses Verhalten modifiziert werden konnte; wenn ein Wurm beispielsweise anderweitig beschäftigt war, machte er bei plötzlicher Lichtexposition keine Anstalten zur Flucht.

Für Darwin lässt die Fähigkeit, die eigenen Reaktionen zu modulieren, auf «irgend eine geistige Fähigkeit» der Würmer schließen. Er schrieb ihnen auch «geistige Eigenschaften» zu, als er schilderte, wie sie die Zugänge zu ihren Wohnröhren verschließen: Wenn Würmer, nachdem sie einen Gegenstand nahe an die Öffnungen ihrer Röhren «gezogen haben, zu beurtheilen im Stande sind, auf welche Weise sie ihn am besten hineinziehen können, so müssen sie irgend eine Vorstellung von seiner allgemeinen Gestalt erlangen».[23] Daraus schloss er, dass Würmer verdienten, «intelligent genannt zu werden; denn sie handeln dann in nahezu derselben Art und Weise, wie ein Mensch unter ähnlichen Umständen handeln würde»[24].

Als Kind spielte ich mit den Regenwürmern in unserem Garten (und verwendete sie später in Forschungsprojekten), doch meine wahre Liebe gehörte der Meeresküste und speziell den Gezeitenteichen, da wir fast alle unsere Sommerferien an der See verbrachten.

Dieses frühe, schwärmerische Gefühl für die Schönheit einfacher Meeresbewohner bekam einen wissenschaftlicheren Charakter unter dem Einfluss eines Biologielehrers und unserer jährlichen Ferien in dem Seebad Millport in Südwestschottland, wo wir am Strand von Cumbrae die ungeheure Vielfalt wirbelloser Tiere in Augenschein nehmen konnten. Diese faszinierenden Aufenthalte in Millport weckten in mir den Wunsch, Meeresbiologe zu werden.

Wie Darwins Schrift über Regenwürmer gehörte auch George John Romanes' 1885 erschienenes Buch *Jelly-Fish, Star-Fish, and Sea-Urchins. Being a Research on Primitive Nervous Systems* mit seinen einfachen, hochinteressanten Experimenten und schönen Abbildungen zu meinen Lieblingsbüchern. Für Romanes, den jungen Freund und Schüler Darwins, waren der Strand und seine Fauna ein Gegenstand leidenschaftlichen und lebenslangen Interesses; dabei ging es ihm in erster Linie um das, was er für die Verhaltensmanifestationen «geistiger Fähigkeiten» in diesen Geschöpfen betrachtete.

Vor allem hatte es mir Romanes' persönlicher Stil angetan. (Am liebsten ging er, wie er schrieb, seinen Studien an den geistigen Prozessen und Nervensystemen der Wirbellosen in «einem Laboratorium am Strand nach ... einer kleinen Holzhütte, zu der die Meeresbrisen ungehindert Zutritt hatten».) Augenscheinlich war es Romanes' Hauptanliegen, einen Zusammenhang zwischen neuronalen Prozessen und Verhalten herzustellen. Seinen Ansatz nannte er «vergleichende Psychologie» und verstand ihn als Gegenstück zur vergleichenden Anatomie.

Bereits 1850 hatte Louis Agassiz gezeigt, dass die Qualle *Bougainvillea* ein regelrechtes Nervensystem besitzt. 1883 wies Romanes die einzelnen Nervenzellen nach (ungefähr eintausend). Durch einfache Experimente – er durchtrennte bestimmte Nerven, nahm Einschnitte im Schirm vor oder untersuchte isolierte Gewebeschnitte – konnte er zeigen, dass Quallen sowohl autonome, lokale (auf «Nervennetze» gestützte) Mechanismen verwenden wie auch bestimmte Aktivitäten zentral mit einem ringförmigen «Gehirn» steuern, das am Rande des Schirms verläuft.

1884 präsentierte Romanes Zeichnungen einzelner Nervenzellen oder Nervenknoten – Ganglien – in seinem Buch *Mental Evolution in Animals.* «Im gesamten Tierreich», schrieb er,

> ist Nervengewebe ausnahmslos in allen Tierarten vorhanden, deren zoologische Stellung sich nicht unterhalb der Hydrozonen befindet. Die niedersten Tiere, in denen ein solches Gewebe bislang entdeckt wurde, sind die *Medusen* oder Quallen; von ihnen aufwärts ist es, wie gesagt, ohne Ausnahme vorhanden. Wo immer es vorkommt, erweist sich seine Grundstruktur als weitgehend identisch, woraus folgt, dass wir, ganz gleich ob wir Nervengewebe in einer Qualle, einer Auster, einem Insekt, einem Vogel oder einem Menschen begegnen, keinerlei Schwierigkeiten haben, die Einheiten seines Bauplans überall als mehr oder minder gleichartig zu erkennen.

Zur selben Zeit, da Romanes Quallen und Seesterne in seinem Strandlaboratorium vivisezierte, arbeitete der junge Sigmund

Freud, schon damals ein begeisterter Darwinist, in dem Labor von Ernst Brücke, einem Wiener Physiologen. Sein besonderes Interesse galt dem Vergleich der Nervenzellen von Wirbeltieren und Wirbellosen, insbesondere denen eines sehr primitiven Wirbeltiers (eines *Petromyzons*, Neunauges) mit denen eines Wirbellosen (eines Krebses). Während man damals weithin glaubte, die Nervenelemente in den Nervensystemen Wirbelloser unterschieden sich grundsätzlich von denen der Wirbeltiere, konnte Freud nachweisen und in akribischen, sehr schönen Zeichnungen veranschaulichen, dass die Nervenzellen des Krebses im Prinzip dem gleichen Bauplan folgen wie die des Neunauges – oder des Menschen.

Und er erkannte mit einer Klarheit wie noch niemand vor ihm, dass der Körper der Nervenzellen und seine Fortsätze – Dendriten und Axone – die fundamentalen Bausteine und Signaleinheiten des Nervensystems sind. (Eric Kandel äußert in seinem Buch *Auf der Suche nach dem Gedächtnis* die Vermutung, dass Freud, wäre er in der Grundlagenforschung geblieben, statt sich der Medizin zuzuwenden, heute vielleicht «als Mitbegründer der Neuronenlehre statt als Vater der Psychoanalyse» gelten würde.)

Zwar können sich Neuronen im Hinblick auf Form und Größe unterscheiden, bleiben sich aber im Wesentlichen von den primitivsten Tieren bis zu den höchstentwickelten tierischen Lebensformen gleich. Sie unterscheiden sich nur in ihrer Zahl und Organisation: Wir haben hundert Milliarden Nervenzellen, während eine Qualle mit tausend auskommen muss. Doch in Bau und Funktion als Zellen, die zu raschen und wiederholten Entladungen fähig sind, weisen sie keine prinzipiellen Unterschiede auf.

Die entscheidende Rolle von Synapsen – den Verbindungsstellen zwischen Neuronen, an denen Nervenimpulse so abgestimmt werden können, dass Organismen über Flexibilität und ein ganzes Spektrum von Verhaltensweisen verfügen – wurde erst gegen Ende des 19. Jahrhunderts von zwei Forschern geklärt: dem bedeutenden spanischen Anatomen Santiago Ramón y Cajal, der die Nervensysteme vieler Wirbeltiere und Wirbelloser untersuchte, und von Charles Sherrington in England (Sherrington hat das Wort «Synapse» geprägt und nachgewiesen, dass die Funktionen von Synapsen exzitatorisch oder inhibitorisch sein können).

In den 1880er Jahren indessen war man ungeachtet der Forschungsarbeiten von Agassiz und Romanes noch allgemein der Ansicht, Quallen seien wenig mehr als passiv im Wasser treibende Anhäufungen von Tentakeln, die darauf lauerten, alles, was ihnen über den Weg schwamm, zu stechen und zu verdauen – kaum mehr als eine marine Spielart des fleischfressenden Sonnentaus.

Doch Quallen sind keineswegs passiv. Sie pulsieren rhythmisch, indem sie jeden Teil ihres Schirms gleichzeitig zusammenziehen; das setzt einen zentralen Taktgeber voraus, der jeden Impuls auslöst. Quallen können ihre Richtung und ihre Wassertiefe verändern, und zu ihrem Verhalten beim «Fischen» gehört unter anderem, dass sie sich eine Minute lang «auf den Rücken» drehen und ihre Tentakel wie ein Netz ausbreiten können, um sich anschließend wieder in die richtige Lage zu bringen. Das gelingt ihnen mit acht Gleichgewichtsorganen, die mittels Schwerkraft funktionieren. (Werden sie entfernt, ist die Qualle orientierungslos und kann ihre Position im Wasser nicht mehr kontrollieren.) Wenn die Qualle von einem Fisch gebissen oder in anderer Weise bedroht wird, steht ihr eine wirksame

Fluchtstrategie zur Verfügung – mit einigen raschen, kräftigen Kontraktionen des Schirms schießt sie sich aus der Gefahrenzone; bei solchen Anlässen werden spezielle übergroße (und deshalb rasch reagierende) Neuronen aktiviert.

Besonderes Interesse und einen denkbar schlechten Ruf bei Tauchern genießen die Würfelquallen *(Cubomedusae)* – eines der primitivsten Tiere mit vollständig entwickelten, bildgebenden Augen, die sich gar nicht so sehr von unseren Augen unterscheiden. Der Biologe Tim Flannery schrieb über die Würfelqualle:

> **Sie sind aktive Jäger mittelgroßer Fische und Krebstiere und können bis zu sieben Meter pro Minute zurücklegen. Außerdem sind sie die einzige Quallenart, die über hochentwickelte Augen mit Netzhäuten, Hornhäuten und Linsen verfügt. Sie besitzen sogar Gehirne, die fähig sind, zu lernen, Erinnerungen zu speichern und komplexes Verhalten zu steuern.**

Wir sind, wie alle höheren Tiere, bilateral symmetrisch, haben ein Vorderende (einen Kopf) mit einem Gehirn und eine bevorzugte Bewegungsrichtung (Formats). Das Nervensystem der Qualle ist, wie das Tier selbst, absolut symmetrisch und mag zwar nicht so hoch entwickelt sein wie ein Säugerhirn, aber es darf mit Fug und Recht als Gehirn angesehen werden, denn es ist in der Lage, komplexe adaptive Verhaltensweisen hervorzubringen und alle sensorischen und motorischen Mechanismen des Tieres zu koordinieren. Ob wir von «geistigen Fähigkeiten» sprechen können (wie Darwin im Hinblick auf Regenwürmer), hängt davon ab, wie wir diese Fähigkeiten definieren.

...

Wir kennen alle den Unterschied zwischen Pflanzen und Tieren. So wissen wir, dass Pflanzen im Allgemeinen unbeweglich und im Boden verwurzelt sind; sie strecken ihre Blätter zum Himmel und ernähren sich von Sonnenlicht und Boden. Dagegen sind Tiere mobil, sie bewegen sich von einem Ort zum anderen, wobei sie ihre Nahrung suchen oder jagen; Pflanzen und Tiere sind leicht an ihrem Verhalten zu unterscheiden. Ihre stammesgeschichtliche Entwicklung verlief auf zwei grundverschiedenen Wegen (die der Pilze auf einem dritten), und ihre Lebensformen und Lebensweisen haben nichts miteinander gemein.

Darwin dagegen war der festen Überzeugung, ihr Verwandtschaftsgrad sei größer als gemeinhin angenommen. Er stützte sich dabei auf den Nachweis, dass insektenfressende Pflanzen sich für ihre Bewegungen – genau wie Tiere – elektrischer Ströme bedienen. Mit anderen Worten, es gibt neben der «tierischen Elektrizität» auch eine «pflanzliche Elektrizität». Aber «pflanzliche Elektrizität» bewegt sich langsamer, rund 2,5 Zentimeter pro Sekunde, wie man beobachten kann, wenn sich die Blättchen der Mimose *(Mimosa pudica)* in der Umgebung eines berührten Blattes schließen. Die von den Nerven geleitete «tierische Elektrizität» kommt ungefähr eintausend Mal so schnell voran.*

Die Signalübertragung zwischen Zellen beruht auf elektrochemischen Veränderungen – der Tatsache, dass elektrisch geladene Atome durch spezielle, hochselektive Poren oder

* 1852 konnte Hermann von Helmholtz die Nervenleitgeschwindigkeit messen und kam auf rund 25 Meter pro Sekunde. Wenn wir Pflanzenbewegungen im Zeitraffer mit tausendfacher Beschleunigung zeigen, beginnt Pflanzenverhalten wie tierisches Verhalten auszusehen und kann sogar «intentional» wirken.

«Kanäle» in Zellen hinein- und aus Zellen herausfließen. Diese Ionenflüsse bewirken bei Pflanzen und Tieren elektrische Ströme, Impulse – Aktionspotenziale –, die (direkt oder indirekt) von einer Zelle auf die andere übertragen werden.

Die elektrische Aktivität von Pflanzen beruht weitgehend auf Calciumionenkanälen, die ihrem relativ langsamen Lebenstempo ideal entsprechen. Wie Daniel Chamovitz in seinem Buch *Was Pflanzen wissen* darlegt, sind Pflanzen in der Lage, Sinnesreize wie Bilder, Laute, taktile Signale und vieles mehr zu registrieren. Pflanzen «wissen», was sie zu tun haben, und sie können sich «erinnern». Doch da sie keine Neuronen haben, lernen Pflanzen nicht auf die gleiche Weise wie Tiere, sondern bedienen sich einer großen Bandbreite von verschiedenen chemischen Stoffen und jener Mechanismen, die Darwin «Einrichtungen» nannte. Die entsprechenden Baupläne müssen alle im Genom der Pflanze verschlüsselt sein, und tatsächlich sind die Genome von Pflanzen häufig umfangreicher als unsere eigenen.

Die Calciumionenkanäle, deren sich Pflanzen bedienen, eignen sich nicht für eine rasche oder wiederholte Signalübertragung zwischen Zellen; sobald ein pflanzliches Aktionspotenzial hervorgerufen worden ist, kann es nicht rasch genug wiederholt werden, um das Tempo zu ermöglichen, mit dem beispielsweise ein Wurm «in seine Höhle hinabschießt». Geschwindigkeit setzt Ionenkanäle voraus, die sich in Millisekunden öffnen und schließen, sodass Hunderte von Aktionspotenzialen in einer Sekunde erzeugt werden können. Die magischen Akteure sind hier Natrium- und Kaliumionen, die die Entwicklung rasch reagierender Muskelzellen und die Neuromodulation an Synapsen ermöglichten. Das war die Voraussetzung für die Evolution von Organismen, die lernen, Erfahrung nutzen, urteilen, handeln und schließlich denken können.

Diese neue Lebensform – das tierische Leben – entwickelte sich vor vielleicht 600 Millionen Jahren; es brachte große Vorteile und führte zu einer raschen Verwandlung der Populationen. Während der sogenannten kambrischen Explosion (die sich mit bemerkenswerter Genauigkeit auf 542 Millionen Jahre vor unserer Zeit datieren lässt) entstanden in einem Zeitraum von einer Million Jahren oder weniger – einem geologischen Wimpernschlag – ein Dutzend oder mehr neue Stämme (Phyla), jeder mit ganz eigenen Körperplänen. Die einst friedlichen präkambrischen Meere verwandelten sich in einen Dschungel voller Jäger und Gejagter von nie dagewesener Mobilität. Während einige Tiere (etwa die Schwämme) ihre Nervenzellen verloren und sich zu einem vegetativen Leben zurückentwickelten, bildeten andere, vor allem die Räuber, immer komplexere Sinnesorgane, Gedächtnisse und geistige Funktionen aus.

Es ist faszinierend zu beobachten, wie Darwin, Romanes und andere Biologen dieser Zeit in primitiven Tieren wie Quallen und sogar Einzellern nach «Geist», «geistigen Prozessen», «Intelligenz» und sogar «Bewusstsein» suchten. Einige Jahrzehnte später kam der radikale Behaviorismus und dominierte das Forschungsfeld, indem er allem, was nicht objektiv beweisbar war, die Realität absprach und insbesondere die inneren Prozesse *zwischen* Reiz und Reaktion leugnete. Man erklärte, sie seien irrelevant oder zumindest außerhalb der Reichweite wissenschaftlicher Forschung.

Diese Beschränkung oder Reduktion ermöglichte sicherlich die genauere Untersuchung des Reiz-Reaktions-Modells mit und ohne «Konditionierung». Mit seinen berühmten Studien an Hunden formalisierte Pawlow – als «Sensibilisierung» und «Gewöhnung» –, was Darwin an seinen Würmern beobachtet hatte.*

Konrad Lorenz schrieb in der *Vergleichenden Verhaltensforschung*: «Ein Regenwurm, der eben nur ein ganz klein wenig gezwickt wurde und durch seine rasche Fluchtreaktion entkam, reagiert in der allernächsten Zeit auf viel geringere Reize ebenso, und er tut gut daran, ‹damit zu rechnen›, daß die Futter suchende Amsel noch in der Nähe ist, die ihn zuerst gezwickt hat.»[25] Diese Schwellenerniedrigung, wie Lorenz den Vorgang nennt, oder Sensibilisierung, ist eine elementare Form des Lernens, auch wenn sie nichtassoziativ und relativ kurzlebig ist. Entsprechend kommt es zu einer Verringerung der Reaktion, oder Gewöhnung, wenn ein wiederholter, aber unbedeutender Reiz auftritt – ein Reiz, der ignoriert werden kann.

Wenige Jahre nach Darwins Tod konnte gezeigt werden, dass selbst einzellige Organismen wie Protozoen zu Anpassungsreaktionen fähig sind. Vor allem Herbert Spencer Jennings wies nach, dass die Trompetentierchen – winzige Einzeller, die ihren Namen ihrer Form verdanken – auf Berührung mit einem Repertoire von fünf verschiedenen Reaktionen antworten, bevor sie sich schließlich von ihrem Untergrund lösen und einen neuen

* Pawlow führte seine berühmten Experimente über konditionierte Reflexe an Hunden durch, wobei der konditionierende Reiz gewöhnlich der Klang einer Glocke war, den die Hunde mit Futter zu assoziieren lernten. Doch einmal, im Jahr 1924, gab es eine gewaltige Überflutung im Labor, bei der die Hunde beinahe ertranken. Danach wurden die Tiere ihr Leben lang durch den Anblick von Wasser sensibilisiert, ja sogar in Schrecken versetzt. Extreme oder langdauernde Sensibilisierung liegt bei Hunden wie bei Menschen der posttraumatischen Belastungsstörung (PTBS) zugrunde.

Standort suchen, weil sich diese fundamentalen Reaktionen als unwirksam erweisen. Doch wenn sie abermals berührt werden, überspringen sie die Zwischenschritte und suchen sofort nach einer neuen Bleibe. Das Tierchen ist für die schädlichen Reize sensibilisiert – oder, um es vertrauter auszudrücken, es «erinnert» sich an die unangenehme Erfahrung und hat sie gelernt (obwohl die Erinnerung nur einige Minuten erhalten bleibt). Sieht sich das Trompetentierchen hingegen einer Reihe sehr sanfter Berührungen ausgesetzt, stellt es seine Reaktionen bald ganz ein – es hat sich an sie gewöhnt.

Jennings beschrieb die Ergebnisse dieser Forschungsarbeit an Organismen wie Pantoffel- und Trompetentierchen 1906 mit den Begriffen Sensibilisierung und Gewöhnung in seinem Werk *Behavior of the Lower Organisms.* Obwohl er sich bei der Beschreibung protozoischer Verhaltensweisen vor jeder subjektiven, mentalistischen Ausdrucksweise hütete, beendete er das Buch doch mit einem erstaunlichen Kapitel, in dem er sich zu der Beziehung zwischen beobachtbarem Verhalten und «geistigen Funktionen» äußerte.

Er glaubte, es widerstrebe uns Menschen, Einzellern irgendwelche geistigen Eigenschaften zuzuschreiben, weil sie so klein sind:

> Nachdem der Verfasser sich eingehend mit dem Verhalten der Amöbe beschäftigt hat, ist er zutiefst davon überzeugt, dass dieser Organismus, wäre er ein großes Tier und ein Teil unserer alltäglichen Erfahrung, uns durch sein Verhalten sogleich Anlass gäbe, ihm Zustände der Lust und des Schmerzes, des Hungers und des Verlangens etc. zuzuweisen, und zwar aus den gleichen Gründen, warum wir diese Dinge dem Hund zuschreiben.

Jennings' Vision einer äußerst empfindungsfähigen, hundegroßen Amöbe ist das fast karikaturhafte Gegenteil der kartesischen Vorstellung, Hunde seien so bar jeden Gefühls, dass man sie unbedenklich vivisezieren und ihr Gejaule als reine «Reflexreaktionen» von quasi mechanischer Art abtun könne.

Sensibilisierung und Gewöhnung sind von entscheidender Bedeutung für das Überleben aller lebenden Organismen. Diese elementaren Formen des Lernens sind bei Einzellern und Pflanzen von kurzer Dauer – ihre Dauer ist höchstens auf ein paar Minuten beschränkt; langlebigere Formen verlangen ein richtiges Nervensystem.

Während die Verhaltensforschung eine Blütezeit erlebte, wurde der zellulären Basis des Verhaltens fast gar keine Aufmerksamkeit geschenkt – das heißt der exakten Rolle der Nervenzellen und ihrer Synapsen. Untersuchungen an Säugetieren – beispielsweise am Hippocampus- oder Gedächtnissystem von Ratten – warfen infolge der winzigen Ausmaße Probleme auf (und selbst wenn man die elektrische Aktivität einer einzelnen Zelle hätte aufzeichnen können, wäre es schwierig gewesen, den winzigen Organismus für die Dauer längerer Experimente am Leben und uneingeschränkt funktionsfähig zu erhalten).

Angesichts solcher Schwierigkeiten wandte sich Anfang des 20. Jahrhunderts Ramón y Cajal – der erste und bedeutendste Mikroanatom des Nervensystems – bei seinen anatomischen Studien einfacheren Systemen zu: denen junger oder fötaler Tiere und denen Wirbelloser (Insekten, Krebstiere, Kopffüßer und andere). Aus ähnlichen Gründen suchte Eric Kandel, als er in den 1960er Jahren die zelluläre Basis von Gedächtnis und Lernen zu erforschen begann, nach einem einfacheren und zugänglicheren Nervensystem. Er entschied sich für die

Meeresschnecke *Aplysia* und ihre rund 20 000 Neuronen, die in etwa zehn Ganglien von jeweils 2000 Neuronen aufgeteilt sind. Sie besitzt auch besonders große Neuronen – einige sogar für das bloße Auge sichtbar –, die in festen anatomischen Schaltkreisen miteinander verbunden sind.

Die Ansicht, *Aplysia* sei eine Lebensform, die zu primitiv sei, um für die Gedächtnisforschung zu taugen, konnte Kandel nicht schrecken, so wenig wie Darwin davor zurückgeschreckt war, von den «geistigen Fähigkeiten» der Regenwürmer zu sprechen. «Ich begann, wie ein Biologe zu denken», schreibt Kandel, als er von seiner Entscheidung berichtet, mit *Aplysia* zu arbeiten. «Ich begriff, dass alle Tiere eine Form geistigen Lebens besitzen, in der der Bau ihres Nervensystems zum Ausdruck kommt.»

Wie Darwin den Fluchtreflex seiner Regenwürmer beobachtete und überlegte, wie dieser unter verschiedenen Umständen verstärkt oder gehemmt werden könnte, so erforschte Kandel einen Schutzreflex bei *Aplysia* – die Rückziehung ihres exponierten Kiemens und die Modulation dieser Reaktion. Durch Aufzeichnung (und gelegentliche Stimulation) der Aktivität von Nervenzellen und Synapsen in dem für diese Reaktionen zuständigen Abdominalganglion konnte er zeigen, dass relativ kurzfristiges Erinnern und Lernen, wie es an Gewöhnung und Sensibilisierung beteiligt ist, von funktionalen Veränderungen der Synapsen abhängt – dass aber längerfristige Gedächtnisleistungen, die bis zu mehrere Monate dauern, mit strukturellen Veränderungen in den Synapsen einhergehen. (In keinem Fall kam es zu irgendwelchen Veränderungen in den Schaltkreisen selbst.)

Als in den 1970er Jahren neue Techniken und Konzepte verfügbar wurden, waren Kandel und seine Kollegen in der Lage, diese elektrophysiologische Erforschung von Gedächtnis und Lernen durch chemische Studien zu ergänzen: «Wir suchten nach einem Zugang zur Molekularbiologie eines geistigen Prozesses, das heißt, wir wollten genau wissen, welche Moleküle für das Kurzzeitgedächtnis verantwortlich sind.» Dazu gehörten insbesondere Untersuchungen der Ionenkanäle und Neurotransmitter, die an den Funktionen der Synapsen beteiligt sind – ein monumentales Projekt, das Kandel den Nobelpreis eintrug.

Während bei *Aplysia* nur 20 000 Neuronen, zu Ganglien zusammengefasst, über den Körper verteilt sind, kann ein Insekt bis zu eine Million Nervenzellen besitzen und trotz seiner winzigen Ausmaße zu außerordentlichen kognitiven Großtaten fähig sein. So sind Bienen Experten, wenn es darum geht, verschiedene Farben, Gerüche und geometrische Formen sowie deren systematische Veränderung in einem Laborumfeld zu erkennen. Natürlich beweisen sie diese phänomenalen Fähigkeiten auch in der freien Natur oder in unseren Gärten, wo sie nicht nur die Muster, Gerüche und Farben von Blüten erkennen, sondern sich auch deren Standorte einprägen und ihn ihren Mitbewohnern im Stock mitteilen können.

An der extrem sozialen Art der Feldwespen hat man sogar nachgewiesen, dass Individuen sich die Gesichter anderer Wespen einprägen und wiedererkennen können. Eine derartige Gesichtserkennung war bislang nur für Säugetiere beschrieben worden; es ist faszinierend, dass ein so spezifisches kognitives Vermögen auch bei Insekten vorkommen kann.

Häufig stellen wir uns Insekten als winzige Automaten oder Roboter vor, bei denen alles vorgegeben und programmiert ist. Aber es zeigt sich immer deutlicher, dass Insekten auf höchst komplexe und überraschende Weise erinnern, lernen, denken und kommunizieren können. Vieles von dem ist zweifellos angeboren, aber manches scheint auch von der individuellen Erfahrung abzuhängen.

Wie immer es bei den Insekten auch aussehen mag, eine ganz andere Situation liegt bei den Genies der Wirbellosen vor, der Klasse der Kopffüßer, die unter anderem aus Kraken, Sepien und Kalmaren besteht. Zunächst einmal ist das Nervensystem sehr viel größer – eine Krake kann eine halbe Milliarde Nervenzellen besitzen, die sich auf ihr Gehirn und ihre «Arme» verteilen (zum Vergleich, eine Maus hat lediglich 75 bis 100 Millionen). Es gibt ein bemerkenswertes Maß an Organisation im Krakengehirn, mit Dutzenden von funktional unterschiedlichen Gehirnlappen und Ähnlichkeiten mit den Lern- und Gedächtnissystemen der Säugetiere.

Man kann den Kopffüßern nicht nur mühelos beibringen, zwischen Testformen und -objekten zu unterscheiden, sondern einige Individuen sind auch in der Lage, durch Beobachtung zu lernen – ein Vermögen, das ansonsten auf Vögel und Säugetiere beschränkt ist. Sie besitzen eine bemerkenswerte Fähigkeit zur Tarnung sowie zur Vermittlung komplexer Gefühle und Absichten, indem sie die Farben, Muster und Oberflächenbeschaffenheit ihrer Haut verändern.

Darwin schildert in seinem Reisebericht *Die Fahrt der Beagle*, wie eine Krake in einem Gezeitentümpel mit ihm Kontakt aufzunehmen schien, indem sie sich abwechselnd wachsam, neugierig und sogar spielerisch verhielt. Kraken können bis zu einem gewissen Grade domestiziert werden; häufig knüpfen die Halter empathische Bande zu ihren Tieren, sodass sich eine gewisse geistige und emotionale Nähe entwickelt. Über die Frage, ob man bei Kopffüßern von «Bewusstsein» sprechen kann oder nicht, lässt sich trefflich streiten. Doch wenn man Hunden ein Bewusstsein von erkennbarer und individueller Art zubilligt, muss das auch für Kraken gelten.

Die Natur verfügt über mindestens zwei sehr verschiedene Methoden zur Entwicklung von Gehirnen – tatsächlich existieren fast ebenso viele Methoden, wie es Stämme im Tierreich gibt. In ihnen allen sind geistige Fähigkeiten in unterschiedlichem Maße entstanden, ungeachtet der tiefen Abgründe, die sie untereinander und uns von ihnen trennen.

KAPITEL VIER

DER ANDERE WEG: FREUD ALS NEUROLOGE

Es ist eine starke Zumutung an die Einheit der Person, daß ich mich mit dem Autor der Arbeit über Spinalganglien von Petromyzon identisch fühlen soll. Indes, es dürfte doch so sein, und ich glaube, ich war über diesen Fund glücklicher als seither über andere.

Sigmund Freud an Karl Abraham,
21. September 1924[26]

Jeder kennt Freud als den Vater der Psychoanalyse, aber relativ wenige Menschen wissen von den zwanzig Jahren (von 1876 bis 1896), in denen er vor allem Neurologe und Anatom war; er selber sprach in seinem späteren Leben nur selten davon. Doch seine neurologische Arbeit war die Vorbereitung auf seine psychoanalytische Tätigkeit, und vielleicht der Schlüssel zu dieser.

Freuds frühe und anhaltende Leidenschaft für Darwins Theorie (zusammen mit Goethes «Ode an die Natur») brachte ihn, wie er uns in seiner Autobiographie mitteilt, zu seinem Entschluss, Medizin zu studieren; in seinem ersten Jahr an der Universität besuchte er ein Seminar über «Biologie und Darwinismus» und Vorlesungen des Physiologen Ernst Brücke. Zwei Jahre später wandte sich Freud, von dem Wunsch getrieben, praktische Forschung zu betreiben, an Brücke und bat ihn um einen Posten in seinem Labor. Obwohl Freud damals schon vorhatte, wie er später schrieb, letztlich den Zusammenhang zwischen Gehirn und Psyche des Menschen zu erforschen, hatte er großes Interesse an den frühen Formen und Ursprüngen der Nervensysteme und wollte zunächst eine Vorstellung von ihrer Evolution bekommen.

Brücke schlug Freud vor, sich mit dem Nevensystem eines sehr primitiven Fischs zu beschäftigen – des Neunauges oder Petromyzons. Besondere Aufmerksamkeit sollte er dabei den seltsamen Reißner-Zellen schenken, die gehäuft im Rückenmark vorkommen. Seit Brückes eigenen Studientagen waren diese Zellen im Fokus der Forschung, aber ihre Beschaffenheit und Funktion hatte man noch nicht verstanden. Der junge Freud konnte die Vorläufer dieser Zellen in der besonderen Larvenform des Neunauges entdecken und nachweisen, dass sie die gleichen stammesgeschichtlichen Merkmale hatten wie die hinteren Spinalganglionzellen höherer Fische – eine bedeutsame Entdeckung. (Die Larve des Neunauges ist so verschieden von der reifen Form, dass sie lange Zeit als eigene Gattung galt – Ammocoetes.) Dann widmete er sich dem Studium eines Nervensystems der Wirbellosen, dessen des Krebses. Damals glaubte man, die «Nervenelemente» der Nervensysteme von Wirbellosen seien grundlegend verschieden von denen der Wirbeltiere, doch Freud konnte zeigen, dass sie in Wahrheit morphologisch identisch waren – nicht die die zellulären Elemente machten den Unterschied zwischen niederen und höheren Tieren aus, sondern die Organisation dieser Elemente. So macht sich schon in Freuds frühesten Forschungsarbeiten ein gewisser Einfluss der darwinistischen Evolutionstheorie bemerkbar: Mit Hilfe der einfachsten und ältesten Mittel (das heißt fundamentaler zellulärer Elemente, die vollkommen identisch sind) lassen sich immer komplexere Nervensysteme organisieren.*

Anfang der 1880er Jahre – Freud war inzwischen zum Doktor der Medizin promoviert worden – lag es nahe, dass er sich der klinischen Neurologie zuwandte, aber er hielt es für genauso wichtig, sich weiterhin seiner anatomischen Forschung zu widmen, wozu er sich das Labor des Neuroanatomen und Psychiaters Theodor Meynert aussuchte.** Meynert (wie Paul Emil Flechsig und andere Neuroanatomen der Zeit) hielt die Verbindung dieser beiden Interessengebiete keineswegs für seltsam. Man vermutete in Gesundheit wie Krankheit eine einfache, fast mechanische Verbindung zwischen Psyche und Gehirn; so trug Meynerts Opus magnum *Psychiatrie* den Untertitel *Klinik der Erkrankungen des Vorderhirns* (Wien 1884).

Obwohl die Phrenologie selbst in Misskredit geraten war, erhielt der neurologische Lokalisierungsdrang 1861 neuen Auftrieb, als der französische Neurologe Paul Broca nachweisen konnte, dass es nach der Schädigung einer bestimmten linksseitigen Hirnregion zum hochspezifischen Verlust einer Funktion

* Man ging damals allgemein von der Annahme aus, dass das Nervensystem ein Syncytium sei, eine zusammenhängende Masse von Nervengewebe. Erst in den 1880er und 1890er Jahren gelang es Ramón y Cajal und Waldeyer, die Existenz separater Nervenzellen – der Neuronen – nachzuweisen. Freud kam der Entdeckung dieses Sachverhalts in seinen frühen Studien allerdings schon sehr nahe.

** Während seiner Zeit in Meynerts Labor veröffentlichte Freud eine Anzahl neuroanatomischer Studien, in denen er sich vor allem auf die Bahnen des Hirnstamms konzentrierte. Diese Forschungsarbeiten nannte er oft seine eigentliche wissenschaftliche Arbeit. Er beabsichtigte, anschließend einen allgemeinen Text über Hirnanatomie zu schreiben, aber das Buch wurde nie beendet. Nur eine sehr gekürzte Fassung erschien in Villarets *Handwörterbuch der gesamten Medizin.*

kommt, der Störung des motorischen Sprechens, einer sogenannten motorischen Aphasie. Rasch wurden weitere Beziehungen entdeckt, sodass Mitte der 1880er Jahre die Verwirklichung des phrenologischen Traums greifbar nahe schien, mit «Zentren», die definiert waren für Sprachausdruck, Sprachverstehen, Farbwahrnehmung, Schreiben und viele andere spezifische Fähigkeiten. Meynert genoss diese Lokalisierungswelle. Nachdem er gezeigt hatte, dass die Hörnerven zu einem spezifischen Areal der Großhirnrinde projizieren (dem Klangfeld), postulierte er, dass eine Schädigung dieser Region in allen Fällen sensorischer Aphasie vorliege.

Aber Freud war beunruhigt von dieser Lokalisierungstheorie – und auf einer tieferen Ebene auch höchst unzufrieden mit ihr –, weil er den Eindruck hatte, dass alle Lokalisierungserfolge eine mechanische Qualität aufwiesen, dass sie das Gehirn und das Nervensystem als eine Art einfallsreiche, aber vollkommen gedankenlose Maschine behandelten, bei der eine Eins-zu-eins-Beziehung zwischen elementaren Komponenten und Funktionen vorliege, aber keinerlei Organisation, Evolution oder Geschichte.

Während dieser Periode (von 1882 bis 1885) verbrachte er viel Zeit auf den Stationen des Allgemeinen Krankenhauses der Stadt Wien, wo er seine Fertigkeiten als klinischer Beobachter und Neurologe vervollkommnete. Dass er über ein erhöhtes Maß an erzählerischen Fähigkeiten und an feinem Empfinden für die Bedeutung einer detaillierten Fallgeschichte verfügte, zeigt sich an den klinisch-pathologischen Veröffentlichungen, die er in dieser Zeit schrieb: über einen Jungen, der an skorbutbedingter Hirnblutung gestorben war, über einen achtzehnjährigen Bäckerlehrling mit akuter multipler Neuritis und einen sechsunddreißigjährigen Mann mit einer seltenen Rückenmarkserkrankung, der Syringomyelie, der das Schmerz- und Temperaturempfinden verloren hatte, aber nicht das Tastempfinden (eine Trennung, die durch eng begrenzte Läsionen im Rückenmark verursacht wurde).

Nachdem Freud vier Monate bei dem namhaften Neurologen Jean-Martin Charcot in Paris verbracht hatte, kehrte er 1886 nach Wien zurück, um seine eigene neurologische Praxis zu eröffnen. Aus seinen Briefen und aus der ungeheuren Zahl von Studien und Biographien über ihn lässt sich nicht leicht rekonstruieren, worin das «neurologische Leben» für ihn bestand. Er behandelte seine Patienten in den Praxisräumen der Berggasse 19 – vermutlich eine bunte Mischung von Patienten, wie man sie mehr oder minder bei allen Neurologen antrifft: einige mit alltäglichen neurologischen Störungen, wie Schlaganfall, Tremor, Neuropathien, Epilepsie oder Migräne; andere mit funktionellen Störungen wie Hysterie, Zwangserkrankungen oder Neurosen verschiedener Art.

Außerdem arbeitete er am Institut für Kinderkrankheiten, wo er mehrmals in der Woche neurologische Sprechstunden abhielt. (Seine klinische Erfahrung schlug sich in den Büchern nieder, die ihn bei seinen Zeitgenossen bekannt machten – den drei Monographien über die infantilen Hirnlähmungen des Kindesalters, die einen hervorragenden Ruf bei den Neurologen seiner Zeit hatten und noch heute gelegentlich zitiert werden.)

Während Freud die Arbeit in seiner neurologischen Praxis fortsetzte, verlangt es ihn angesichts seiner wachsenden Neugier, Phantasie und theoretischen Fähigkeit nach komplexeren intellektuellen Aufgaben und Herausforderungen. Seine frühen neurologischen Untersuchungen während seiner Jahre am

Allgemeinen Krankenhaus in Wien waren eher konventionell gewesen, aber jetzt, da er sich mit der komplizierteren Frage der Aphasien auseinandersetzte, gewann er die Überzeugung, dass man eine andere Auffassung vom Gehirn brauche. So entwickelte er ein dynamischeres Bild des Gehirns.

...

Es wäre höchst interessant, genau zu wissen, wie und wann Freud das Werk des englischen Neurologen Hughlings Jackson entdeckte, der in aller Stille, hartnäckig und ausdauernd einen evolutionären Ansatz zum Verständnis des Nervensystems entwickelte, unbeeindruckt von dem lokalisationistischen Hype seiner Zunft. Jackson, der zwanzig Jahre älter war als Freud, war durch Darwins *Entstehung der Arten* und Herbert Spencers Evolutionstheorie zu einer evolutionären Naturauffassung gelangt. Anfang der 1870er Jahre schlug Jackson ein hierarchisches Modell des Nervensystems vor, indem er zeigte, wie es sich von den primitivsten Reflexebenen über eine Folge von immer höheren Ebenen schließlich zu derjenigen des Bewusstseins und des willkürlichen Handelns entwickelt haben könnte. Bei Krankheit, so meinte Jackson, werde diese Folge umgekehrt, sodass es zu einer Dis-evolution, einer Auflösung oder Regression und damit zu einer «Freisetzung» primitiver Funktionen komme, die normalerweise von höheren Funktionen in Schach gehalten würden.

Obwohl Jacksons Auffassung zunächst nur bestimmte epileptische Anfälle betraf (wir bezeichnen diese Gruppe heute noch als «Jackson-Anfälle»), fanden sie später Anwendung auf eine Vielzahl neurologischer Phänomene, auf Träume, Delirien und psychische Störungen. 1879 bezog Jackson sie auf das Problem der Aphasie, für das sich Neurologen, die sich mit höheren kognitiven Funktionen beschäftigten, seit langem interessierten.

1891, in seiner eigenen Monographie *Zur Auffassung der Aphasien*, betonte Freud mehrfach, wie viel er Jackson verdanke. Ausführlich ging er auf eine Reihe spezieller Phänomene ein, die bei Aphasien auftreten: den Verlust von Fremdsprachen, während die Muttersprache erhalten bleibt, die Bewahrung der meisten häufig verwendeten Wörter und Assoziationen, die Erinnerung an Wortreihen (Wochentage beispielsweise) im Gegensatz zu einzelnen Wörtern, die Paraphasien oder Wortersetzungen, die auftreten können. Vor allem aber war er von den stereotypen, scheinbar sinnlosen Äußerungen fasziniert, die manchmal die einzigen Sprachreste des Patienten sind, bevor ihn der Schlaganfall ereilte. Für Freud, wie für Jackson, war das die traumatische «Fixierung» (und danach die hilflose Wiederholung) einer Äußerung oder Idee – eine Auffassung, die in seiner Neurosenlehre entscheidende Bedeutung gewinnen sollte.

Ferner wies Freud darauf hin, dass viele Symptome der Aphasie offenbar eher mit psychologischen als physiologischen Gegebenheiten assoziiert seien. Bei Aphasien könnten Sprechfehler aus sprachlichen Assoziationen entstehen, wobei Wörter von ähnlichem Klang oder ähnlicher Bedeutung häufig anstelle des richtigen Wortes gewählt würden. Doch manchmal sei die Herkunft des Ersatzwortes komplizierter, kein einfaches Homophon oder Synonym, sondern Ergebnis einer bestimmten Assoziation, die in der Vergangenheit des Individuums geprägt wurde. (Hier deutet sich schon Freuds spätere Auffassung an, wie er sie in der Schrift *Zur Psychopathologie des Alltagslebens* dargelegt hatte: Paraphasien und Parapraxen als deutbare, historisch und persönlich bedeutungsvolle Ereignisse.) Freud betonte die Notwendigkeit, auf die besondere Beschaffenheit der Wörter und ihre (formalen oder persönlichen) Assoziationen mit den Universen der Sprache und Psychologie, der Welt der Bedeutung, einzugehen, wenn wir die Paraphasien verstehen wollten.

Er war überzeugt davon, dass die Manifestation der Aphasie sich nicht durch die vereinfachte Theorie erklären lasse, dass Wortvorstellungen in den Zellen eines «Zentrums» eingeschlossen würden, schrieb er in seiner Abhandlung *Zur Auffassung der Aphasien.* Dort heißt es, man sei zu der Auffassung gelangt,

> **... der Sprachapparat bestünde aus distincten Rindencentren, in deren Zellen die Wortvorstellungen enthalten sind, welche Centren durch functionsfreies Rindengebiet getrennt und durch weisse Fasern (Associationsbündel) verknüpft werden. Man kann nun zunächst in Frage ziehen, ob eine Annahme dieser Art, welche Vorstellungen in Zellen bannt, überhaupt correct unzulässig ist. Ich glaube: nicht.**[27]

Anstelle von Zentren – statischen Depots für Wörter oder Vorstellungen – müsse man, so Freud, an «Rindenfelder» denken, große Kortexregionen, die mit einer Vielzahl von Funktionen ausgestattet seien, von denen einige sich gegenseitig förderten und andere eher hemmend wirkten. Man könne die Erscheinungen der Aphasie nicht verstehen, wenn man nicht in solchen dynamischen, Jackson'schen Begriffen dächte. Im Übrigen befänden sich solche Systeme auch nicht alle auf der gleichen «Ebene». Hughlings Jackson hatte eine vertikal strukturierte Organisation des Gehirns vorgeschlagen, bei der auf vielen hierarchischen Ebenen immer wieder Repräsentationen oder

Verkörperungen der Funktion anzutreffen sind. Wenn das diskursive Sprechen auf höherer Ebene unmöglich geworden ist, bleiben immer noch die typischen «Regressionen» der Aphasie, das heißt die (manchmal explosiven) Manifestationen des primitiven, emotionalen Sprechens. Freud war einer der Ersten, die diesen Jackson'schen Regressionsbegriff in die Neurologie und von dort in die Psychiatrie einführten; man spürt tatsächlich, dass die Art und Weise, wie Freud das Konzept in seiner Aphasie-Monographie verwendet, den Boden für dessen umfassende und höchst effektive Verwendung in der Psychiatrie bereitet. (Allerdings fragt man sich, was Hughlings Jackson wohl von dieser enormen und überraschenden Ausweitung seines Begriffs gehalten haben mag, aber obwohl er bis 1911 gelebt hat, wissen wir nicht, ob er überhaupt jemals von Freud gehört hat.)*

Freud ging über Jackson hinaus, als er die Vermutung äußerte, es gebe für die Erreichung kognitiver Ziele keine auto-

* Wie Hughlings Jacksons Werk mit einer Art Schweigen oder Blindheit übergangen wurde (seine *Selected Writings* wurden erst 1931/32 in Buchform veröffentlicht), so traf auch Freuds Buch über Aphasie auf Nichtachtung. Bei seiner Veröffentlichung mehr oder weniger ignoriert, blieb *Zur Auffassung der Aphasien* viele Jahre lang praktisch unbekannt und vergriffen – selbst Henry Head erwähnt Freuds Schrift in seiner 1926 veröffentlichten großen Monographie über Aphasie mit keinem Wort. Erst 1953 wurde es ins Englische übersetzt. Freud selbst nannte es einen ziemlichen Misserfolg und stellte einen Vergleich mit der Rezeption seiner Arbeit über Zerebrallähmungen des Kindesalters an. Dem Missverhältnis zwischen dem eigenen Urteil über die persönliche Arbeit und dem anderer Menschen sei eine gewisse Komik eigen. Das zeige sein Buch über die Zerebrallähmung, das er fast nebenbei, mit einem Minimum an Interesse und Bemühen, zusammengeschrieben habe. Es sei ein Riesenerfolg gewesen. Doch für die wirklich guten Dinge wie «Aphasie» und «Zwangsvorstellungen», deren Veröffentlichung unmittelbar bevorstehe, und die geplante Ätiologie und Theorie der Neurosen könne er lediglich einen ziemlichen Misserfolg erwarten.

nomen, isolierten Funktionen im Gehirn, sondern nur *Systeme*, die durch die Erfahrung des Individuums geschaffen oder tiefgreifend verändert werden könnten. Angesichts der Tatsache, dass beispielsweise die Fähigkeit des Lesens und Schreibens nicht angeboren ist, hielt er es für sinnlos, von einem «Schreibzentrum» auszugehen (wie es sein Freund und früherer Kollege Sigmund Exner postuliert hatte); vielmehr müsse man ein System oder Systeme annehmen, die durch Lernen im Gehirn angelegt würden (das war eine verblüffende Vorwegnahme des Konzepts der «funktionalen Systeme», das R. Lurija, der Begründer der Neuropsychologie, fünfzig Jahre später entwickelte).

In *Zur Auffassung der Aphasien* legte Freud, neben diesen empirischen und evolutionären Erwägungen, auch großen Wert auf epistemologische Überlegungen. So kritisierte er die vermeintliche Verwechslung von Kategorien – die wahllose Vermischung physischer und psychischer Aspekte:

> **Die Kette der physiologischen Vorgänge im Nervensystem steht ja wahrscheinlich nicht im Verhältnis der Causalität zu den psychischen Vorgängen. Die physiologischen Vorgänge hören nicht auf, sobald die psychischen begonnen haben ... nur dass jedem Glied derselben (oder einzelnen Gliedern) von einem gewissen Moment an ein psychisches Phänomen entspricht. Das Psychische ist somit ein Parallelvorgang des Physiologischen («a dependent concomitant»).[28]**

Hier übernahm Freud Jacksons Ansichten und führte sie fort. «Ich zerbreche mir nicht den Kopf über die Art der Verbindung zwischen Geist und Materie», hatte Jackson geschrieben. «Es genügt, von einem Parallelismus auszugehen.» Psychologische

Prozesse haben ihre eigenen Gesetze, Prinzipien, Autonomien, Kohärenzen, und diese müssen unabhängig voneinander untersucht werden – ungeachtet der Frage, welche physiologischen Prozesse möglicherweise parallel ablaufen. Jacksons wissenschaftstheoretischer Ansatz – Parallelismus oder Begleiterscheinung statt Kausalität – verschaffte Freud eine außerordentliche Freiheit, auf Einzelheiten achten, Theorien entwickeln, nach einer rein psychologischen Erklärung suchen zu können, ohne unter dem verfrühten Zwang zu stehen, sie mit physiologischen Prozessen zu korrelieren (obwohl er nie daran zweifelte, dass es solche begleitenden Prozesse geben müsse).

Wie sich Freuds Auffassungen von der Aphasie wandelten – von dem Postulat eines Zentrums oder einer Läsion zu einem dynamischen Verständnis des Gehirns –, so gab es in seiner Einstellung zur Hysterie eine vergleichbare Veränderung. Charcot war überzeugt (und hatte auch Freud zunächst davon überzeugt), dass, obwohl sich keine anatomischen Läsionen bei Patienten mit *hysterischen* Lähmungen nachweisen ließen, trotzdem eine «physiologische Läsion» (ein *dynamischer Zustand*) derselben Hirnregion lokalisiert sein müsse, in der sich bei einer nachgewiesenen *neurologischen* Lähmung eine anatomische Läsion *(statischer Zustand)* befinde. Nach Charcots Ansichten waren hysterische Lähmungen also identisch mit organischen, sodass sich die Hysterie im Wesentlichen als ein neurologisches Problem verstehen ließ, eine spezielle Reaktionstendenz bei bestimmten krankhaft empfindlichen Individuen, sogenannten Neuropathen.

Für Freud, der damals noch ganz dem anatomischen und neurologischen Denken verhaftet und Charcots Einfluss sehr stark unterworfen war, erschien dies vollkommen einleuchtend. Es war extrem schwierig für ihn, sein Denken zu «entneurologisieren», selbst auf diesem neuen Gebiet, wo noch so vieles rätselhaft war. Doch binnen eines Jahres hatte er einen Teil seiner Gewissheit eingebüßt. Die gesamte neurologische Zunft befand sich im Streit über die Frage, ob die Hypnose physisch oder psychisch sei. 1889 stattete Freud Charcots Zeitgenossen Hippolyte Bernheim in Nancy einen Besuch ab – Bernheim vertrat die These, die Hypnose habe psychologische Ursachen, und deshalb ließen sich ihre Ergebnisse allein mit Hilfe von Vorstellungen oder Suggestionen erklären. Diese Ansicht scheint Freud zutiefst beeinflusst zu haben. Er begann sich von Charcots Theorie einer eng begrenzten (wenn auch physiologischen) Läsion bei der hysterischen Lähmung zu lösen und von einer komplexeren Vorstellung physiologischer Veränderungen auszugehen, die sich über verschiedene Bereiche des Nervensystems verteilen – eine Auffassung, die den neuen Erkenntnissen in der Schrift *Zur Auffassung der Aphasien* entsprachen.

Charcot hatte Freud berichtet, er versuche die Kontroverse zu schlichten, indem er eine kooperative Untersuchung organischer und hysterischer Lähmungen vornehme.* Dafür besaß

* Das gleiche Problem wurde auch von Joseph Babinski angesprochen, einem anderen jungen Neurologen, der eine klinische Ausbildung bei Charcot absolvierte (und später einer der bekanntesten Neurologen Frankreichs wurde). Während Babinski genauso wie Freud zwischen organischen und hysterischen Lähmungen unterschied, kam er später, als er im Ersten Weltkrieg verwundete Soldaten untersuchte, zu dem Ergebnis, dass es noch einen «dritten Bereich» gebe: Lähmungen, Sensibilitätsstörungen und andere neurologische Probleme, die weder auf lokalisierten anatomischen Läsionen noch auf «Vorstellungen», sondern auf weiten «Feldern» synaptischer Hemmungen im Rückenmark und in anderen Körperbereichen beruhten. Babinski sprach in diesem Zusammenhang von einem *syndrome physiopathique.* Solche Syndrome, die sich manchmal nach umfang-

Freud hervorragende Voraussetzungen, denn als er nach Wien zurückkehrte und seine Privatpraxis eröffnete, behandelte er eine Anzahl von Patienten mit hysterischen Lähmungen und natürlich auch viele Patienten mit organischen Lähmungen; er versuchte nun seinerseits, die Mechanismen dieser Erkrankungen zu erhellen.

1893 hatte er einen vollständigen Bruch mit allen organischen Erklärungen der Hysterie vollzogen und behauptet,

> **dass die Schädigungen der hysterischen Lähmungen vollkommen unabhängig von der Anatomie des Nervensystems sein müssen, da sich die Hysterie in ihren Lähmungen und anderen Manifestationen verhält, als gäbe es die Anatomie nicht und als hätte sie keinerlei Kenntnis von ihr.**[29]

Das war der Moment des Übergangs, eines Disziplinwechsels: In gewissem Sinne gab Freud die Neurologie auf und mit ihr die Vorstellung von einer neurologischen oder physiologischen Basis psychiatrischer Zustände; stattdessen beurteilte er diese Zustände jetzt ausschließlich nach ihren eigenen Bedingungen. Allerdings unternahm er noch einen letzten, extrem theoretischen Versuch, um in seinem *Entwurf einer Psychologie* die neuronale Basis psychischer Zustände zu skizzieren, denn er gab die Vorstellung, dass es letztlich ein biologisches «Fundament»

reichen physischen Verletzungen oder chirurgischen Eingriffen einstellen, stellen die Neurologen vor Rätsel, seit Silas Weir Mitchell sie zum ersten Mal im Amerikanischen Bürgerkrieg beschrieb, weil sie diffuse Körperbereiche beeinträchtigen können, die weder über eine spezifische Innervation noch über affektive Bedeutsamkeit verfügen.

für alle psychologischen Zustände und Theorien geben müsse, nie auf. Doch er war der Meinung, dass er diese Frage aus praktischen Gründen eine Zeitlang beiseitelassen könne und müsse.

...

Obwohl Freud sich Ende der 1880er und während der 1890er Jahren zunehmend seiner psychiatrischen Arbeit zuwandte, veröffentlichte er von Zeit zu Zeit auch weiterhin kürzere Aufsätze über seine neurologische Arbeit. 1888 lieferte er die erste Beschreibung einer Hemianopsie im frühen Kindesalter und 1895 einen Aufsatz über eine ungewöhnliche Kompressionsneuropathie (Meralgia paraesthetica), eine Erkrankung, unter der er selbst litt und die er bei einigen seiner Patienten festgestellt hatte. Von Zeit zu Zeit bekam Freud auch eine klassische Migräne und hatte viele Patienten mit diesem Leiden in seiner neurologischen Praxis. Irgendwann trug er sich offenbar mit der Absicht, auch über dieses Thema eine kurze Monographie zu schreiben, tatsächlich aber kam er über eine kurze Zusammenfassung von zehn bewiesenen Punkten nicht hinaus, die er seinem Freund Wilhelm Fließ im April 1895 zuschickte. Diese Zusammenfassung klang sehr physiologisch und quantitativ. Außerdem sprach er von einer «Ökonomik der Nervenkraft»[30], was sicherlich mit dem kreativen Schub zu tun hatte, der sein Denken und Schreiben im weiteren Verlauf dieses Jahres prägte.

Es ist merkwürdig und faszinierend, dass selbst bei Persönlichkeiten wie Freud, der so viel veröffentlichte, die besonders interessanten und wegweisenden Ideen oft nur in ihren privaten Briefen und Tagebüchern auftauchen. Keine Phase in Freuds Leben war reicher an solchen Einfällen als die Zeit Mitte der 1890er Jahre, als er die Ideen, die sich in ihm vorbereiteten, mit niemandem teilte als mit seinem Freund Fließ. Ende 1895 unternahm Freud einen ehrgeizigen Versuch, alle seine psychologischen Beobachtungen und Erkenntnisse zusammenzufassen und ein plausibles physiologisches Substrat für sie zu finden. Zu diesem Zeitpunkt sind seine Briefe an Fließ überschwänglich, fast ekstatisch:

> **In einer fleißigen Nacht der verflossenen Woche, bei jenem Grad von Schmerzbelastung, der für meine Hirntätigkeit das Optimum herstellt, haben sich plötzlich die Schranken gehoben, die Hüllen gesenkt, und man konnte durchschauen vom Neurosendetail bis zu den Bedingungen des Bewusstseins. Es schien alles ineinanderzugreifen, das Räderwerk passte zusammen, man bekam den Eindruck, das Ding sei jetzt wirklich eine Maschine und werde nächstens auch von selber gehen ... Ich weiß mich vor Vergnügen natürlich nicht zu fassen.**

Aber dieser Entwurf, in dem sich offenbar alles zusammenzufügen schien, dieser Entwurf eines vollständigen Funktionsmodells von Gehirn und Psyche, der sich Freud fast mit der Eindrücklichkeit einer Offenbarung präsentierte, lässt sich heute nicht mehr so einfach verstehen (und selbst Freud schrieb nur wenige Monate später: «Den Geisteszustand, in dem ich die Psychologie ausgebrütet, verstehe ich nicht mehr»).*

* Freud hat sein Manuskript niemals von Fließ zurückgefordert, und man glaubte es verloren, bis es in den 1950ern schließlich gefunden und veröffentlicht wurde – obwohl der Fund nur ein winziger Teil der vielen Entwürfe war, an denen Freud Ende des Jahres 1895 arbeitete.

Es gab heftige Diskussionen über den *Entwurf einer Pychologie*, wie er heute heißt (Freuds Arbeitstitel lautete «Eine Psychologie für Neurologen»). Der *Entwurf* ist eine schwierige Lektüre, was zum Teil daran liegt, dass viele seiner Konzepte von Haus aus schwierig und ungewohnt sind; zum Teil aber auch daran, dass Freud veraltete und oft eigenwillige Begriffe benutzt, die in verständlichere übersetzt werden müssen. Darüber hinaus hat er sein Manuskript in rasender Eile in einer Art Kurzschrift verfasst; möglicherweise hatte er nie die Absicht, es zu veröffentlichen.

Und doch vereint der *Entwurf* – oder versucht es zumindest – die Bereiche von Gedächtnis, Aufmerksamkeit, Bewusstsein, Wahrnehmung, Wünschen, Träumen, Sexualität, Abwehr, Verdrängung, primären und sekundären Denkprozessen (wie er sie nannte) in einem einzigen zusammenhängenden Bild der menschlichen Psyche und ordnet all diese Prozesse in einen einfachen psychologischen Rahmen ein.

Dieser Rahmen bestand aus verschiedenen Systemen von Neuronen, ihren Interaktionen, ihren veränderbaren «Kontaktbarrieren» sowie freien und gebundenen Zuständen neuronaler Erregung.

Obwohl die Sprache im *Entwurf* zwangsläufig die der 1890er Jahre ist, haben eine ganze Reihe seiner Ideen eine verblüffende Ähnlichkeit mit den Vorstellungen der modernen Neurowissenschaft. Aus diesem Anlass haben unter anderem Karl Pribram und Merton McGill den *Entwurf* einem erneuten Studium unterzogen. Sie nennen den *Entwurf* einen «Rosettastein» für alle Forscher, die nach einer Verbindung zwischen Neurologie und Psychologie suchen. Viele Ideen, die Freud, im *Entwurf* entwickelte, können darüber hinaus heute in Experimenten untersucht werden, was zur Zeit ihrer Formulierung unmöglich war.

...

Die Natur des Gedächtnisses beschäftigte Freud bis zuletzt. Aphasie war für ihn eine Art des Vergessens, und seine Beobachtungen hatten ihm gezeigt, dass eines der frühen Symptome einer Migräne oft darin bestand, dass der Patient Eigennamen vergaß. Für ihn stand die Pathologie des Gedächtnisses im Zentrum der Hysterie («der Hysterische leide[t] größtenteils an Reminiszenzen»[31]), und im *Entwurf* versuchte er sich an einer Erklärung für die physiologische Basis des Gedächtnisses auf verschiedenen Ebenen. Eine physiologische Voraussetzung für das Gedächtnis, so postulierte er, sei ein System von «Kontaktbarrieren» zwischen bestimmten Neuronen – sein sogenanntes Psi-System (das war, ein Jahrzehnt bevor Sherrington den Synapsen ihren Namen gab). Freuds Kontaktbarrieren ermöglichten selektive Bahnung und Hemmung und konnten dadurch permanente neuronale Veränderungen schaffen, die dem Erwerb neuer Informationen und neuer Erinnerungen entsprachen – eine Lerntheorie, die sich im Wesentlichen mit dem Entwurf deckte, den Donald Hebb in den 1940er Jahren entwickelte und der inzwischen experimentell bestätigt wurde.

Auf einer höheren Ebene waren für Freud Gedächtnis und Antrieb untrennbar miteinander verbunden. Erinnerung könne kein Gewicht, keine Bedeutung haben, meinte er, wenn sie nicht mit einem Antrieb verbunden sei. Die zwei seien immer miteinander gekoppelt. Im *Entwurf*, so betonen Pribram und McGill, «sind sowohl das Gedächtnis wie der Antrieb

Psi-Prozesse, die auf selektiver Bahnung basieren ... Erinnerung ist die retrospektive Seite dieser Bahnung; ein Motiv die prospektive Seite.»*

Obwohl Erinnern solche lokalen neuronalen Spuren voraussetzt (wir sprechen heute von Langzeitpotenzierung), ging die Gedächtnistätigkeit für Freud weit darüber hinaus. Er sah darin vor allem einen dynamischen Prozess, der auf ständige Verwandlung und Neugestaltung drängte. Nichts war wichtiger für die Bildung der Identität als die Macht des Gedächtnisses; nichts konnte die eigene Kontinuität als Individuum stärker untermauern. Doch das Gedächtnis verändert sich, und niemand kannte das Erneuerungspotenzial des Gedächtnisses besser als Freud – niemand war sich der Tatsache so bewusst, dass Erinnerungen ständig überarbeitet und korrigiert werden und dass ihr Wesen in dieser fortwährenden Umgestaltung liegt.

Arnold Modell hat untersucht, welche Bedeutung dieser Aspekt für die therapeutischen Möglichkeiten der Psychoanalyse besitzt und – allgemeiner – welche Rolle er für die Konstruktion des privaten Selbst spielt. Er zitiert aus einem Brief Freuds an Fließ vom 6. Dezember 1896, in dem er den Begriff der Nachträglichkeit benutzt.

«Du weißt», schrieb Freud,

* Der unauflösliche Zusammenhang von Gedächtnis und Antrieb eröffnete nach Freud die Möglichkeit, bestimmte *Gedächtnistäuschungen* zu verstehen, die auf Intentionalität basieren: die Illusion, dass man einer Person geschrieben hätte, beispielsweise, wenn man in Wirklichkeit gar nicht geschrieben hat, sondern es nur beabsichtigte, oder dass man ein Bad einlaufen ließ, wenn man es tatsächlich nur vorhatte. Wir unterliegen keiner solchen Illusion, es sei denn, es ist ihr eine Absicht vorausgegangen.

ich arbeite mit der Annahme, daß unser psychischer Mechanismus durch Aufeinanderschichtung entstanden ist, in dem von Zeit zu Zeit das vorhandene Material von Erinnerungsspuren eine Umordnung nach neuen Beziehungen, eine Umschrift erfährt ... daß das Gedächtnis nicht einfach, sondern mehrfach vorhanden ist ... daß die aufeinanderfolgenden Niederschriften die psychische Leistung von sukzessiven Lebensepochen darstellen ... Die Eigentümlichkeiten der Psychoneurosen erkläre ich mir dadurch, daß diese Übersetzung für gewisse Materien nicht erfolgt ist.

Die Möglichkeit einer Therapie, einer Veränderung, liegt demnach in der Fähigkeit, dieses «fixierte» Material aufzuspüren und in die Gegenwart zu heben, sodass es dem kreativen Prozess der Retranskription unterzogen werden kann, der dem festgefahrenen Individuum wieder Entfaltung und Veränderung ermöglicht.

Solche Umgestaltungen sind laut Modell nicht nur von elementarer Bedeutung für den therapeutischen Prozess, sondern auch ein ständiger Bestandteil des menschlichen Lebens, sowohl bei den alltäglichen «Updates» (die Menschen mit Amnesie nicht vornehmen können) als auch bei den großen (und manchmal umwälzenden) Veränderungen – der «Umwertung aller Werte» (wie Nietzsche sagen würde) –, welche für die Entwicklung des unverwechselbaren privaten Selbst unerlässlich sind.

Dass das Gedächtnis sich permanent konstruiert und rekonstruiert, war die wesentliche Schlussfolgerung einer experimentellen Studie, die Frederic Bartlett in den 1930er Jahren unternahm. Bartlett zeigte darin sehr deutlich (und manchmal sehr unterhaltsam), wie durch das Wiedererzählen einer Geschichte – entweder für andere oder für sich selbst – die Erinnerung daran ständig verändert wird. Bartlett fand, dass es niemals eine einfache mechanische Nachahmung der Erinnerung gab; es handelte sich immer um eine individuelle und phantasievolle Rekonstruktion. Er schrieb:

> **Erinnern ist nicht die erneute Aktivierung von unzähligen fixierten, leblosen und fragmentierten Spuren. Sie ist eine phantasievolle Rekonstruktion, oder Konstruktion, die sich aus der Beziehung unserer Einstellung zu der aktiven und organisierten Fülle unserer früheren Reaktionen oder Erlebnisse speist und von dem Verhältnis zu einem kleinen hervorgehobenen Detail lebt, das gewöhnlich als Bild oder Sprachprodukt vorliegt. Daher kann kaum jemals von exakter Erinnerung die Rede sein, noch nicht einmal in dem rudimentären Fall einer auswendig gelernten Rekapitulation. Das ist auch gar nicht erforderlich.**

In den letzten dreißig Jahren des 20. Jahrhunderts hat sich das Gebiet der Neurologie und der Neurowissenschaften im Wesentlichen in Richtung eines dynamischen und konstruktivistischen Gehirnbegriffs entwickelt. Selbst auf dem einfachsten Niveau – zum Beispiel beim «Ausfüllen» eines blinden Flecks oder Skotoms oder auch bei optischen Täuschungen, wie sowohl Richard Gregory als auch V. S. Ramachandran nachgewiesen haben – konstruiert das Gehirn eine plausible Hypothese, ein Muster oder eine Szene. Unter Berücksichtigung der Forschungsergebnisse aus Neuroanatomie und Neurophysiologie, aus Embryologie und Evolutionsbiologie sowie der synthetischen neuronalen Modelle schlägt Gerald Edelman in seiner Theorie der neuronalen Gruppenselektion ein detailliertes neurobiologisches Modell des Gehirns vor, in dem die zentrale Rolle des Gehirns genau darin besteht, Kategorien zu konstruieren – erst im Bereich der Wahrnehmung, dann im begrifflichen Bereich. Bei diesem aufsteigenden Prozess einer wiederholten Rekategorisierung auf immer höheren Ebenen – einer Art «Bootstrapping» – wird schließlich die Ebene des Bewusstseins erreicht. Für Edelman ist daher jede Wahrnehmung eine Schöpfung und jede Erinnerung eine Neu-Schöpfung oder Rekategorisierung.

Nach Edelman sind solche Kategorien von den «Werten» eines Organismus abhängig, jenen Vorurteilen oder Veranlagungen (zum Teil angeboren, zum Teil erlernt), die Freud als «Triebe», «Instinkte» und «Affekte» bezeichnete. Die Übereinstimmung zwischen Freuds und Edelmans Ideen ist verblüffend; hier hat man den Eindruck, dass Psychoanalyse und Neurobiologie völlig im Einklang miteinander existieren können, kongruent und sich gegenseitig unterstützend. Möglicherweise vermittelt diese Gleichsetzung der Begriffe *Nachträglichkeit* und *Rekategorisierung* eine Ahnung davon, wie diese beiden scheinbar unvereinbaren Universen – das der menschlichen Bedeutung und das der Naturwissenschaft – zusammenkommen könnten.

KAPITEL FÜNF

DIE FEHLBARKEIT DES GEDÄCHTNISSES

Als 1993 mein sechzigster Geburtstag näher rückte, begann ich ein merkwürdiges Phänomen zu beobachten – unwillkürlich und ohne dass ich mich um sie bemüht hätte, drängten sich mir frühe Erinnerungen auf, und zwar Erinnerungen an Ereignisse, die über fünfzig Jahre zurücklagen. Und es waren nicht einfach nur Erinnerungen, sondern auch die Gemütszustände, Gedanken, atmosphärischen Begleitumstände und Gefühlswallungen, die sich mit ihnen verbanden. Vor allem betrafen sie meine Kindheit in London vor dem Zweiten Weltkrieg. Das bewegte mich so sehr, dass ich zwei kleine autobiographische Texte schrieb: einen über die großen Wissenschaftsmuseen in South Kensington, die mich in meiner Kindheit stärker geprägt hatten als die Schule; einen weiteren über Humphry Davy, einen Chemiker des frühen 19. Jahrhunderts, der damals für mich ein Held war und dessen anschaulich beschriebene Experimente mich zur Nachahmung anregten. Ich denke, dass diese kurzen schriftlichen Aufzeichnungen einen allgemeinen autobiographischen Impuls bei mir weckten, anstatt dieses Bedürfnis zu sättigen, und daraufhin begann ich 1997 ein drei Jahre währendes Projekt, in dessen Verlauf ich Erinnerungen wieder ans Licht holte, sie wiedergewann und rekonstruierte, glättete, Einheit und Sinn in ihnen suchte. Am Ende dieses Prozesses stand mein Buch *Onkel Wolfram*.

Ich erwartete einige Erinnerungslücken, zum Teil weil die Ereignisse, über die ich schrieb, fünfzig Jahre oder länger zurücklagen und die meisten Menschen, die diese Erinnerungen mit mir hätten teilen oder sie hätten überprüfen können, bereits gestorben waren. Außerdem konnte ich bei diesen Aufzeichnungen über meine früheste Kindheit nicht auf Briefe oder Tagebücher zurückgreifen, weil ich diese erst seit meinem achtzehnten Lebensjahr aufzubewahren begann. Ich akzeptierte also, dass ein großer Teil meiner Erinnerungen vergessen oder verloren war, aber ging von der Vermutung aus, dass meine Erinnerungen – vor allem die lebhaften, konkreten und auch noch nebensächliche Details umfassenden Gedächtnisinhalte – grundsätzlich wahr und verlässlich waren. Es war ein Schock für mich, als ich merkte, dass einige es eben nicht waren.

Ein anschauliches Beispiel dafür ist das erste Bild, das mir das Problem bewusst machte. Es betrifft zwei Bombeneinschläge, die ich in *Onkel Wolfram* beschrieb und die sich beide im Winter 1940/41 ereigneten, als London während des Blitzkriegs bombardiert wurde:

> **Eines Nachts fiel eine Zehnzentnerbombe in den Garten des Nachbarhauses, sie zündete aber glücklicherweise nicht. In dieser Nacht schien sich die ganze Straße davonzuschleichen (unsere Familie zur Wohnung eines Cousins) – viele von uns im Pyjama –, alle auf Zehenspitzen (vielleicht konnte die geringste Erschütterung das Ding in die Luft gehen lassen). Die Straßen stockduster, weil die Verdunkelung in Kraft war, behalfen wir uns mit elektrischen Taschenlampen, deren Licht von rotem Krepppapier weiter gedämpft wurde. Keiner wusste, ob unser Haus am Morgen noch stehen würde.**[32]

Ein andermal landete eine Brandbombe, eine Thermitbombe, hinter unserem Haus und loderte dort mit schrecklicher, weißglühender Hitze. Mein Vater setzte eine Tretpumpe in Gang, und meine Brüder schafften Kübel voll Wasser herbei, doch Wasser schien gegen das infernalische Feuer nichts auszurichten – im Gegenteil, es stachelte die Wut der Flammen offenbar noch an. Wenn das Wasser auf das weiß glühende Metall traf, ertönte ein bösartiges Zischen und Spucken, während die Bombe unbeirrt das eigene Gehäuse zum Schmelzen brachte und Klumpen aus flüssigem Metall in alle Richtungen spie.[33]

Ein paar Monate nach der Veröffentlichung des Buches sprach ich mit meinem Bruder Michael über diese Bombeneinschläge. Michael, fünf Jahre älter als ich, war mit mir zusammen in Braefield gewesen, dem Internat, auf das wir zu Beginn des Krieges im Zuge der Evakuierung geschickt wurden (dort hatte ich vier unglückliche Jahre verbracht, gequält von mobbenden Mitschülern und einem sadistischen Schulleiter). Augenblicklich bestätigte mein Bruder den ersten Bombeneinschlag und sagte: «Ich erinnere mich genauso daran, wie du es schilderst.» Doch in Bezug auf den zweiten Einschlag widersprach er mir: «Den hast du nicht erlebt. Du warst nicht dabei.»

Michaels Worte verblüfften mich. Wie konnte er mir eine Erinnerung streitig machen, die ich vor Gericht beschworen hätte und an deren Echtheit ich nicht den geringsten Zweifel hatte?

«Was soll das heißen?», erwiderte ich. «Ich sehe es ganz deutlich vor mir, Pa mit seiner Pumpe und Marcus und David mit Eimern voller Wasser. Wie kann ich ein so deutliches Bild davon haben, wenn ich nicht dabei gewesen bin?»

«Du hast es nicht gesehen», antwortete Michael. «Wir beide waren zu der Zeit in Braefield. Aber David [unser älterer Bruder] hat uns in einem Brief davon berichtet. Ein sehr anschaulicher und dramatischer Brief. Du warst begeistert davon.» Offensichtlich war ich nicht nur von dem Brief begeistert, sondern hatte mir, angeregt durch Davids Worte, die Szene vor meinem geistigen Auge rekonstruiert und sie dann zu meiner eigenen Erinnerung gemacht.

Nachdem Michael mir dies erzählt hatte, versuchte ich die beiden Erinnerungen miteinander zu vergleichen – die primäre, deren Echtheit nie in Zweifel gestanden hatte, und die sekundäre, die vollständig konstruiert war. Beim ersten Ereignis konnte ich mich wieder in den Körper des kleinen Jungen hineinversetzen, der in seinem dünnen Pyjama zitterte. Es war Dezember, ich hatte Todesangst, und weil ich im Vergleich mit all den Erwachsenen um mich herum so klein war, musste ich meinen Kopf nach oben recken, um ihre Gesichter zu sehen.

Das zweite Bild, von der Thermitbombe, schien mir genauso klar – sehr lebhaft, detailliert und konkret. Ich versuchte mir einzureden, es habe eine andere Qualität als das erste Bild und es liefere Hinweise darauf, dass ich mir die Erfahrungen eines anderen Menschen angeeignet und dessen Beschreibung in eine eigene Vorstellung übersetzt hätte. Doch obwohl ich auf intellektueller Ebene wusste, dass diese Erinnerung nicht echt war, schien sie mir nach wie vor ebenso intensiv wie meine eigene zu sein. War sie, so fragte ich mich, so echt, so persönlich und so tief in meine Seele eingebettet (und vermutlich in mein Nervensystem), als wäre sie eine echte primäre Erinnerung? Wäre die Psychoanalyse, oder vielleicht auch ein bildgebendes Verfahren, in der Lage, den Unterschied festzustellen?

...

Die falsche Bomben-Erfahrung war eng mit der echten verwandt, und es hätte auch sehr leicht meine eigene Erfahrung sein können, wenn ich zu dieser Zeit nicht im Internat, sondern zu Hause gewesen wäre. Ich konnte mir jedes Detail des Gartens vorstellen, weil ich ihn so gut kannte. Wäre das nicht der Fall gewesen, hätten die Beschreibungen im Brief meines Bruders nicht eine so starke Wirkung auf mich gehabt. Doch weil ich mir so gut vorstellen konnte, dort zu sein, und genau wusste, wie sich das anfühlte, machte ich diese Beschreibungen zu meiner eigenen Erfahrung.

Wir alle übertragen Erfahrungen bis zu einem gewissen Grad, und manchmal sind wir nicht sicher, ob uns eine Erfahrung erzählt wurde oder ob wir sie gelesen haben, ob sie uns im Traum erschienen oder wirklich widerfahren ist. Das trifft vor allem auf unsere vermeintlich frühesten Erfahrungen zu.

Ich habe eine lebhafte Erinnerung aus der Zeit, als ich etwa zwei Jahre alt war. Ich zog unseren Chow-Chow Peter am Schwanz, während er unter dem Tisch im Flur lag und an einem Knochen nagte. Peter fuhr hoch und biss mich in die Wange. Während ich schrie wie am Spieß, wurde ich aufgehoben und in die Praxis meines Vaters getragen, die sich im selben Haus befand. Dort wurde meine Wange mit zwei Stichen genäht. An dieser Erinnerung ist mindestens eines objektiv wahr: Ich wurde von Peter in die Wange gebissen, als ich zwei Jahre alt war, was unter anderem die Narbe beweist, die mir geblieben ist. Aber kann ich mich wirklich daran erinnern, oder wurde es mir berichtet? Habe ich mir im Nachhinein eine «Erinnerung» konstruiert, die sich durch Wiederholung in meinem Gedächtnis festgesetzt hat? Die Erinnerung scheint mir ganz echt zu sein, denn ich habe seit diesem Vorfall Angst vor großen Tieren – Peter war damals ungefähr so groß wie ich mit meinen zwei Jahren –, genauer: Ich befürchte, sie könnten mich plötzlich angreifen oder beißen.

Daniel Schacter berichtet in seinen Büchern ausführlich über Erinnerungsverfälschungen und Quellenamnesien – Täuschungen, denen wir im Hinblick auf den Ursprung bestimmter Gedächtnisinhalte unterliegen. In seinem Buch *Wir sind Erinnerung* erzählt er eine bekannte Geschichte über Ronald Reagan:

> 1980 hat Ronald Reagan im Präsidentschaftswahlkampf wiederholt eine herzzerreißende Geschichte aus dem Zweiten Weltkrieg erzählt: Nachdem seine Maschine ernsthaft getroffen war, befahl er seiner Mannschaft abzuspringen, aber sein junger Bordschütze war so schwer verwundet, daß er das Flugzeug nicht verlassen konnte.
> Reagan konnte die Tränen kaum zurückhalten, wenn er die heroische Antwort des Piloten zitierte: «Keine Sorge. Wir werden die Kiste gemeinsam nach unten bringen.» Die Presseleute fanden bald heraus, daß diese Geschichte die fast wörtliche Wiedergabe aus dem 1944 gedrehten Film *A Wing and a Prayer* war. Offenbar hatte Reagan die Fakten behalten und die Quelle vergessen.[34]

Reagan war zu dieser Zeit ein rüstiger Neunundsechzigjähriger, hatte noch acht Jahre als Präsident der Vereinigten Staaten vor sich und ließ erst hoch in seinen Achtzigern unverkennbare Anzeichen einer beginnenden Demenz erkennen. Aber er war Schauspieler und hatte sein Leben lang dem schönen Schein gedient. Stets hatte er eine Schwäche für romantische Phantasien und theatralisches Pathos gehabt. Reagan musste beim Erzählen dieser Geschichte seine Gefühle nicht vortäuschen – es war seine Geschichte, seine Realität, so wie er sie empfand –, und hätte er sich einem Lügendetektortest unterzogen (bildgebende Verfahren zur funktionellen Darstellung des Gehirns gab es zu dieser Zeit noch nicht), hätte sich keine der verräterischen Reaktionen gezeigt, die mit einer bewussten Lüge einhergehen, denn er *glaubte*, was er sagte.

Dennoch ist die Erkenntnis bestürzend, dass uns so manche liebgewonnene Erinnerung trügt, weil sie nie passierte – oder möglicherweise einem anderen zugestoßen ist.

...

Ich vermute, dass viele meiner Vorlieben und Impulse, die mir unzweifelhaft als meine eigenen erscheinen, tatsächlich aus den Anregungen anderer erwachsen sind, die mich nachhaltig beeinflussten, bewusst oder unbewusst, und die ich dann vergessen habe.

Wenn ich Vorträge zu bestimmten Themen halte, vergesse ich oft den genauen Wortlaut dessen, was ich schon einmal zum selben Thema gesagt habe – vielleicht zu meinem Schaden oder zu meinem Nutzen. Ich kann mich nicht dazu aufraffen, meine Aufzeichnungen zu verwenden (selbst wenn ich sie mir als Vorbereitung nur eine Stunde zuvor gemacht habe). Indem ich die bewusste Erinnerung an das, was ich schon einmal gesagt habe, vergesse, entdecke ich meine Themen jedes Mal aufs Neue.

Dieses Vergessen wächst sich manchmal zu einem regelrechten Selbst-Plagiat aus, in dessen Verlauf ich ganze Wendungen oder Sätze reproduziere, als wären sie mir gerade erst eingefallen, und manchmal vermischt sich das mit echter Vergesslichkeit.

Wenn ich mir meine alten Notizbücher anschaue, dann stelle ich fest, dass manche Gedanken, die ich dort festhielt, über Jahre in Vergessenheit gerieten, bis ich sie sie gewissermaßen wiedererweckte und aufschrieb, als wären sie mir gerade eingefallen. Ich vermute, dass jeder schon einmal diese Form des Vergessens erlebt hat und dass sie vor allem Menschen betrifft, die schreiben, malen oder komponieren, denn Kreativität mag eines solchen Vergessens bedürfen, damit Erinnerungen und Ideen neu erschaffen werden und in anderen Kontexten und Perspektiven erscheinen können.

...

Das Duden-Fremdwörterbuch definiert Plagiat als «das unrechtmäßige Nachahmen u. Veröffentlichen eines von einem anderen geschaffenen künstlerischen od. wissenschaftlichen Werkes; Diebstahl geistigen Eigentums». Es gibt erhebliche Überschneidungen zwischen dieser Definition und der der Kryptomnesie. Der wesentliche Unterschied besteht hierin: Ein Plagiat, so wie wir es herkömmlich verstehen und verurteilen, wird bewusst und absichtlich verübt, während für die Kryptomnesie weder das eine noch das andere gilt. Vielleicht sollte man den Begriff «Kryptomnesie» unter die Leute bringen, denn obwohl man gelegentlich von einem «unbewussten Plagiat» spricht, ist der Begriff moralisch so belastet, so eng mit der Vorstellung von Vergehen und Täuschung verknüpft, dass ihm ein Makel anhaftet, auch wenn das Plagiat unbewusst ist.

1970 veröffentlichte George Harrison einen überaus erfolgreichen Song, «My Sweet Lord», der starke Ähnlichkeiten mit einem Song von Ronal Mack («He's So Fine») aufwies, welcher acht Jahre zuvor eingespielt worden war. Als die Sache vor Gericht kam, lautete das Urteil, Harrison habe sich des Plagiats schuldig gemacht. Dennoch bewies der Richter in seinem Urteil sehr viel psychologische Einsicht und Einfühlung. Er fasste es folgendermaßen zusammen:

> **Hat Harrison die Melodie von «He's So Fine» absichtlich verwendet? Ich denke nicht. Dennoch ... handelt es sich hier, laut Gesetz, um einen Verstoß gegen das Urheberrecht, der auch gegeben ist, wenn er unbewusst verübt wurde.**

Helen Keller wurde schon im zarten Alter von zwölf Jahren eines Plagiats bezichtigt.* Obwohl Helen seit frühester Kindheit blind und taub war und mit der Sprache erst in Berührung kam, als sie mit sechs Jahren Annie Sullivan kennenlernte, wurde sie – sobald sie Gebärdensprache und Braille erlernt hatte – eine produktive Schriftstellerin. Unter anderem schrieb sie die Geschichte *The Frost King* («Der Frostkönig»), die sie einer Freundin zum Geburtstag schenkte. Als die Geschichte

* Diese Episode schildert Dorothy Herrmann sehr verständnisvoll und eingehend in ihrer Keller-Biographie.

in einer Zeitschrift veröffentlicht wurde, bemerkten die Leser schnell, dass sie große Ähnlichkeit mit der Geschichte *The Frost Fairies* («Die Frostelfen»), einer Kurzgeschichte für Kinder von Margaret Canby, aufwies. Die Bewunderung für Keller schlug um in Ablehnung, und man bezichtigte sie des Plagiats und der bewussten Irreführung. Dabei konnte sie sich nicht erinnern, jemals die Geschichte von Canby gelesen zu haben. (Später fiel ihr ein, dass ihr die Geschichte «vorgelesen» worden war, und zwar mit Hilfe der Fingersprache auf ihrer Hand.) Die kleine Helen Keller wurde einem gnadenlosen und empörenden Verhör unterzogen, das lebenslange Spuren bei ihr hinterließ.

Doch es gab auch Menschen, die sie verteidigten, einschließlich der plagiierten Margaret Canby, die verblüfft war, dass die kleine Helen eine Geschichte, die ihr mittels der Fingersprache drei Jahre zuvor vermittelt worden war, so detailliert erinnern und rekonstruieren konnte. «Was für ein wunderbar aktiver und aufnahmefähiger Verstand in diesem talentierten Kind stecken muss!», schrieb Canby. Auch Alexander Graham Bell kam ihr zu Hilfe, indem er sagte: «Unsere originellsten Hervorbringungen bestehen ausschließlich aus Dingen, die wir in den Äußerungen anderer aufgeschnappt haben.»

Keller selbst sagte später, dass solche Aneignungen meist dann vorkamen, wenn die Bücher in ihre Hände buchstabiert wurden, weil sie Wörter dann passiv aufnahm. Manchmal, wenn das passierte, so Keller, konnte sie die entsprechende Quelle weder identifizieren noch erinnern – und manchmal vermochte sie noch nicht einmal zu unterscheiden, ob sie sich die Geschichten selbst ausgedacht hatte oder nicht. Das passierte jedoch nicht, wenn sie Bücher in Blindenschrift las und aktiv mit dem Finger über die Seiten strich.

In einem Brief an Keller schrieb Mark Twain:

Oje, wie unaussprechlich komisch und pedantisch, wie idiotisch und grotesk war diese «Plagiats»-Farce! Als ob es *außer* dem Plagiat auch nur eine einzige gesprochene oder geschriebene Äußerungsform des Menschen gäbe! ... Denn im Grunde genommen sind alle Ideen aus zweiter Hand, bewusst oder unbewusst einer Million anderer Quellen entnommen.

Tatsächlich hat Mark Twain selbst einmal einen solchen unbewussten Diebstahl begangen, wie er in einer Rede zum siebzigsten Geburtstag von Oliver Wendell Holmes schildert:

Oliver Wendell Holmes [war] der erst große Literat, von dem ich je etwas gestohlen habe – und so kam es, dass ich ihm schrieb und er mir. Als mein erstes Buch ganz frisch auf dem Markt war, sagte mir ein Freund: «Die Widmung ist sehr schön.» Ja, erwiderte ich, der Meinung sei ich auch. Mein Freund meinte: «Ich habe sie immer bewundert, schon bevor ich sie in *Die Arglosen im Ausland* las.»
Natürlich war ich überrascht: «Was meinst du damit? Wo hast du sie schon mal gelesen?»
«Na ja, ich habe sie vor ein paar Jahren in Dr. Holmes' *Songs in Many Keys* gesehen.»
Mein erster Impuls war, die sterblichen Überreste dieses Mannes seinem Grab in kleinen Stücken zu überantworten, doch nach kurzer Überlegung sagte ich ihm, ich würde ihn noch einen Augenblick verschonen und ihm Gelegenheit geben, seine Behauptung zu beweisen, wenn er es denn könne. Wir betraten eine Buchhandlung, und er lieferte den gewünsch-

ten Beweis. Ich hatte diese Widmung tatsächlich fast wörtlich gestohlen ...

Selbstverständlich schrieb ich Dr. Holmes einen Brief und versicherte ihm, dass ich nicht beabsichtigt hätte, einen geistigen Diebstahl zu begehen, woraufhin er mir auf die liebenswürdigste Weise antwortete und mir versicherte, dass alles in Ordnung sei, da niemand Schaden erlitten habe. Im Übrigen würden wir alle unbewusst Ideen verarbeiten, die wir irgendwo gehört oder gelesen hätten, und uns dabei einbilden, dass sie uns selbst eingefallen seien.

Damit hatte er etwas sehr Wahres gesagt, und das auf eine so angenehme Weise ... dass ich froh war, dieses Verbrechen begangen zu haben, allein der Brief war es wert. Später stattete ich ihm einen Besuch ab und bot ihm an, jede meiner Ideen zu nutzen, die ihm als gutes Protoplasma für seine Dichtung erschiene. Er konnte sehen, dass mir auch nicht ein Hauch von Geiz innewohnt, und wir verstanden uns von Anfang an hervorragend.

...

Die Frage nach Coleridges Plagiaten, Paraphrasen, Kryptomnesien oder Entlehnungen beschäftigt Forscher und Biographen seit fast zwei Jahrhunderten, besonders im Hinblick auf sein erstaunliches Gedächtnis, seine geniale Phantasie und sein komplexes, vielfältiges und manchmal auch gestörtes Verhältnis zur eigenen Identität. Niemand hat das schöner beschrieben als Richard Holmes in seiner zweibändigen Biographie.

Coleridge war ein unersättlicher, wahlloser Leser, der alles zu behalten schien, was er sich jemals einverleibt hatte. Es gibt eine Anekdote von ihm aus seinen Studententagen, als er einmal die *Times* fast nebenbei las und anschließend in der Lage war, die gesamte Ausgabe wörtlich wiederzugeben, einschließlich der Werbung. «Beim jungen Coleridge», so schreibt Holmes, «ist das ein Teil seines Talents: ein enormer Lesehunger, ein ausgezeichnetes Gedächtnis, das rhetorische Talent, um die Ideen anderer aufzugreifen und zu inszenieren, der Instinkt des geborenen Redners und Predigers, sich seinen Stoff zu holen, wo immer er ihn findet.»

Im 17. Jahrhundert war es üblich, sich aus der Literatur zu bedienen; Shakespeare wilderte ungehemmt bei vielen seiner Zeitgenossen, Milton desgleichen. Fröhliche Anleihen waren auch im 18. Jahrhundert noch gang und gäbe, etwa bei Coleridge, Wordsworth und Southey, die fleißig voneinander abschrieben und ihre Arbeiten manchmal sogar, wie Holmes berichtet, unter den Namen der anderen veröffentlichten.

Doch was in Coleridges Jugendzeit üblich, natürlich und spielerisch war, hat er später sträflich übertrieben, vor allem in seiner Beziehung zu den deutschen Philosophen (was in besonderem Maße für Friedrich Schelling gilt). Coleridge entdeckte Schelling für sich, verehrte ihn und übersetzte ihn ins Englische. Ganze Seiten von Coleridges *Biographia Literaria* bestehen aus nicht ausgewiesenen, wörtlich übernommenen Schelling-Passagen. Zwar wurde dieses unverhohlene und unentschuldbare Verhalten schnell (und verniedlichend) als «literarische Kleptomanie» bezeichnet, hatte aber doch einen viel komplexeren und rätselhafteren Hintergrund, wie Holmes im zweiten Band seiner Biographie erläutert. Er erklärt diese flagranten Plagiate Coleridges mit einer extrem schwierigen Lebensphase des Dichters: Von Wordsworth im Stich gelassen und von heftigen Angstzuständen und intellektuellen Selbstzweifeln heimgesucht, hatte er den Höhepunkt seiner Opiumsucht erreicht. Zu dieser Zeit, schreibt Holmes: «haben ihm die deutschen Autoren Unterstützung und Trost gespendet: er umschlang sie», so Holmes in einer seiner Lieblingsmetaphern, «wie der Efeu die Eiche».

Zuvor hatte Coleridge, nach Holmes, noch eine weitere Affinität zu einem deutschen Schriftsteller entdeckt – zu Jean Paul (Johann Paul Friedrich Richter). Auch Jean Pauls Schriften hatte er übersetzt, sie dann fortentwickelt, seinem eigenen Stil anverwandelt und schließlich in seinen Notizbüchern eine fiktive Unterhaltung mit Jean Paul geführt. An manchen Stellen vermischen sich die Stimmen der beiden Männer so stark miteinander, dass man sie kaum noch unterscheiden kann.

...

1996 las ich eine Rezension von *Molly Sweeney*, einem neuen Theaterstück des bekannten Dramatikers Brian Friel. Seine Protagonistin Molly wurde blind geboren, doch in mittleren Jahren unterzieht sie sich einer Operation, nach der sie normal sehen kann, aber sie vermag nichts zu erkennen: Sie leidet unter Seelenblindheit, denn ihr Gehirn hat nie sehen gelernt. Molly findet das beängstigend und bizarr und ist erleichtert, als sie schließlich wieder blind wird wie zuvor. Ich war verwundert, denn ich hatte nur drei Jahre zuvor eine verblüffend ähnliche Geschichte im *New Yorker* veröffentlicht.* Als ich Friels Stück

* Dieser Aufsatz mit dem Titel «Sehen oder nicht Sehen» wurde später in meinem Buch *Eine Anthropologin auf dem Mars* veröffentlicht.

dann las, stellte ich überrascht fest, dass es nicht nur thematische Überschneidungen gab, sondern dass auch viele Wendungen und Sätze meiner Fallgeschichte glichen. Ich kontaktierte Friel, um ihn danach zu fragen, doch er stritt ab, von meinem Aufsatz auch nur gehört zu haben. Aber nachdem ich ihm einen detaillierten Vergleich der beiden Texte schickte, wurde ihm klar, dass er meinen Aufsatz gelesen haben musste, ihn dann jedoch vergessen hatte. Er war bestürzt: Er hatte viele der Originalquellen gelesen, die ich in meinem Aufsatz erwähnte, und er war der festen Überzeugung gewesen, dass die Thematik und die Sprache in *Molly Sweeney* gänzlich originell waren. Irgendwie, so schloss er am Ende, hatte er einen großen Teil meiner Sprache unbewusst absorbiert und gedacht, es sei seine eigene. (Er erklärte sich einverstanden, dies in seinem Stück entsprechend zu vermerken.)

...

Freud war fasziniert von den Fehlleistungen und Irrtümern des Gedächtnisses, die uns täglich widerfahren, und von ihrer Beziehung zu unseren Gefühlen, vor allem unseren unbewussten Gefühlen. Aber er fühlte sich auch genötigt, bei manchen Patienten von schwerer wiegenden Gedächtnistäuschungen auszugehen, vor allem, wenn sie von Verführung oder sexuellem Missbrauch in der Kindheit berichteten. Zunächst hatte er diese Berichte ganz wörtlich genommen, doch schließlich, als er in einigen Fällen kaum irgendwelche glaubhaften Anhaltspunkte finden konnte, begann er sich zu fragen, ob solche Erinnerungen vielleicht in der Vorstellung verzerrt worden waren und ob manche sogar vollständige Phantasiegebilde sein könnten, die der Patient unbewusst konstruiert hatte, und zwar so überzeugend, dass er selbst fest an sie glaubte. Die Geschichten, die die Patienten anderen und sich selbst erzählten, konnten – selbst wenn sie von Anfang bis Ende erfunden waren – ihr Leben nachhaltig beeinflussen. Daher war Freud der Meinung, dass es in Hinblick auf die psychologische Realität keinen Unterschied bedeutet, ob die Geschichten auf echten Erfahrungen oder Phantasie basierten.

In seinen 1995 erschienenen Memoiren, *Bruchstücke*, beschreibt Binjamin Wilkomirski, wie er als polnischer Jude mehrere Jahre seiner Kindheit die Schrecken und Gefahren eines Konzentrationslagers überlebt hat. Das Buch wurde als Meisterwerk gefeiert. Einige Jahre später wurde bekannt, dass Wilkomirski nicht in Polen, sondern in der Schweiz geboren wurde, kein Jude war und niemals in einem Konzentrationslager gelebt hatte. Das ganze Buch war komplett frei erfunden. (Elena Lappin veröffentlichte 1999 einen Aufsatz zu diesem Vorfall in *Granta.*)

Während man ihn empört als Betrüger abstempelte, hatte es bei näherem Hinsehen den Anschein, als hätte Wilkomirski gar nicht beabsichtigt, seine Leser zu täuschen (oder anfangs die Absicht gehabt, das Buch zu veröffentlichen). Vielmehr hatte er jahrelang ein persönliches Projekt verfolgt, die romantische Neuerfindung seiner Kindheit, vermutlich weil seine Mutter ihn verlassen hatte, als er sieben Jahre alt war.

Offensichtlich hatte Wilkomirski eigentlich vorgehabt, sich selbst zu täuschen. Als man ihn mit seiner wahren Geschichte konfrontierte, reagierte er bestürzt und verwundert. Zu diesem Zeitpunkt hatte er sich schon komplett in seinen eigenen Fiktionen verloren.

...

Es gibt immer wieder Wirbel um die sogenannten wiederentdeckten Erinnerungen *(recovered memories)* – Erinnerungen an Ereignisse, die so traumatisch waren, dass sie verdrängt und erst später, im Rahmen einer Therapie, wieder ins Bewusstsein gehoben wurden. Besonders düster und phantastisch sind dabei Erinnerungen an unterschiedliche satanische Rituale, die oft mit erzwungenen sexuellen Praktiken gekoppelt sind. Viele Menschen und Familien sind an solchen Anschuldigungen zerbrochen. Es hat sich jedoch herausgestellt, dass zumindest in einigen Fällen diese «wiederentdeckten» Ereignisse dem Patienten durch andere Personen nahegelegt oder suggeriert wurden. Häufig erweist sich dabei das Zusammentreffen eines suggestiblen Zeugen (meist eines Kindes) und einer Autoritätsfigur (eines Therapeuten, Lehrers, Sozialarbeiters oder Ermittlers) als besonders fatal.

Von der Inquisition und den Salemer Hexenverfolgungen über die Moskauer Prozesse in den 1930er Jahren bis hin zu Abu Ghraib dienen Spielarten «extremer Verhöre» oder tatsächlicher körperlicher und seelischer Folter schon lange dazu, religiöse oder politische «Geständnisse» zu erzwingen. Solche Verhöre mögen in erster Linie den Zweck haben, bestimmte Informationen zu beschaffen, doch in einem weiteren Sinne geht es vielleicht auch darum, die Betroffenen einer Gehirnwäsche zu unterziehen, bei ihnen eine dauerhafte Bewusstseinsveränderung herbeizuführen, ihnen falsche Erinnerungen und Schuldgefühle einzupflanzen. (Es gibt wohl kaum eine Parabel, die diesen Zusammenhang besser verdeutlicht als Orwells *1984*, wo Winston am Ende unter unglaublichem Druck zusammenbricht, sodass er Julia, sich selbst und all seine Ideale verrät, sich darüber hinaus von seinen Erinnerungen und seinem

Urteilsvermögen lossagt und am Ende seine Liebe zum «Großen Bruder» bekennt.)

Dabei bedarf es vielleicht gar keiner massiven oder gewaltsamen Einflussnahme, um auf das Gedächtnis eines Menschen einzuwirken. Die Aussagen von Augenzeugen sind bekanntermaßen leicht zu beeinflussen, oft beruhen sie auch auf Irrtümern, gelegentlich mit schrecklichen Konsequenzen für die zu Unrecht Beschuldigten. Durch DNA-Tests kann man heute in vielen Fällen derartige Aussagen bestätigen oder widerlegen. Schacter schreibt in seinem Buch *Aussetzer*: Es «erwies sich in einer Untersuchung von 40 Fällen, in denen eine DNA-Analyse die Unschuld von Strafgefangenen bewies, dass 36 Angeklagte (90 Prozent) aufgrund falscher Identifizierungen durch Augenzeugen verurteilt worden waren».*

In den letzten Jahrzehnten war sicherlich eine Zunahme oder Renaissance von fragwürdigen Erinnerungen und Identitätsstörungen zu verzeichnen, aber diese Entwicklung hat andererseits auch zu einigen wichtigen forensischen, theoretischen und experimentellen Forschungsergebnissen geführt, die alle die Beeinflussbarkeit des Gedächtnisses bestätigen. Der Psychologin und Gedächtnisforscherin Elizabeth Loftus ist es mit beunruhigendem Erfolg gelungen, ihren Versuchspersonen falsche Erinnerungen einzupflanzen, wobei den Betroffenen lediglich suggeriert wurde, dass sie ein erfundenes Ereignis erlebt hätten. Diese von den Psychologen ersonnenen Pseu-

* Hitchcocks Film *Der falsche Mann* (der einzige nichtfiktive Film, den er je drehte) dokumentiert die schrecklichen Konsequenzen einer Personenverwechslung aufgrund eines Augenzeugenberichtes (die Beeinflussung der Zeugen spielt hierbei, genau wie zufällige Ähnlichkeiten, eine große Rolle).

do-Ereignisse reichten von komischen Erfahrungen über leicht verstörende (dass sich die Versuchsperson beispielsweise in einem Einkaufszentrum verlaufen hätte) bis hin zu ernsthaften Geschehnissen (etwa gefährlichen Angriffen durch Tiere oder andere Kinder). Nach anfänglicher Skepsis («Ich habe mich nie in einem Einkaufszentrum verlaufen»), gefolgt von Zweifeln, glaubt der Versuchsteilnehmer am Ende oft so fest an den eingepflanzten Gedächtnisinhalt, dass er immer noch von dessen Echtheit überzeugt ist, wenn der Versuchsleiter ihm längst gestanden hat, dass das Ereignis nie stattgefunden hat.

Was in all diesen Fällen deutlich wird – egal, ob es sich um eingebildeten oder echten Missbrauch im Kindesalter handelt, um wirkliche oder experimentell eingepflanzte Erinnerungen, um Zeugen, die sich irren, oder Gefangene, die einer Gehirnwäsche unterzogen wurden, um ein unbewusstes Plagiat oder um die falschen Erinnerungen, denen wir alle aufgrund von Fehlzuschreibungen und Quellenamnesie unterliegen –, ist die Tatsache, dass es in Ermangelung einer Bestätigung von außen sehr schwer ist, echte Erinnerungen oder Einfälle von jenen zu unterscheiden, die wir geborgt haben oder die uns suggeriert wurden – das heißt, sauber zwischen «historischer Wahrheit» und «narrativer Wahrheit» zu trennen, wie Donald Spence es nennt.

Selbst wenn der verantwortliche Mechanismus sichtbar gemacht werden kann, wie es mir bei der Brandbomben-Episode mit Hilfe meines Bruders gelang (oder wie Loftus es tat, wenn sie den Versuchspersonen berichtete, dass ihre Erinnerungen eingepflanzt waren), kann das nicht den Eindruck schmälern, man habe das Ereignis tatsächlich erlebt, es handle sich um «reale» Erinnerungen. Auch die offensichtliche Widersprüchlichkeit oder Absurdität bestimmter Erinnerungen vermag nicht immer, die Überzeugung oder den Glauben des Betroffenen zu erschüttern. Menschen, die behaupten, von Außerirdischen entführt worden zu sein, lügen nicht, wenn sie über diese Ereignisse sprechen, und sind sich auch nicht bewusst, dass sie eine Geschichte erfunden haben – sie glauben, dass es wirklich so geschehen ist. (In meinem Buch *Drachen, Doppelgänger und Dämonen* beschreibe ich, wie solche Sinnestäuschungen – egal ob durch Reizentzug, Erschöpfung oder bestimmte Krankheitsereignisse hervorgerufen – durchaus als real gelten können, nicht zuletzt weil sie dieselben sensorischen Nervenbahnen im Gehirn nutzen wie «echte» Wahrnehmungen.)

Sobald eine Geschichte oder Erinnerung unter Mitwirkung lebhafter sensorischer Vorstellungsinhalte und starker Gefühle konstruiert wurde, gibt es weder eine innere, psychologische Möglichkeit, um echt von falsch zu unterscheiden, noch eine äußere, neurologische. Die psychologischen Korrelate solcher Erinnerung können durch bildgebende Verfahren dargestellt werden, und diese Bilder zeigen, dass lebhafte Erinnerungen weitreichende Aktivierungen im Gehirn auslösen, und zwar in den sensorischen Arealen, den emotionalen (limbischen) Regionen und den exekutiven Bereichen (des Frontallappens) – ein Muster, das weitgehend gleichbleibt, egal ob die «Erinnerung» tatsächlich auf Erfahrungen beruht oder nicht.

Es gibt offenbar keinen Mechanismus im Verstand oder im Gehirn, der die Echtheit, oder zumindest die wahrheitsgemäßen Eigenschaften, unserer Erinnerungen gewährleisten kann. Wir haben keinen direkten Zugang zu historischer Wahrheit, und was wir als wahr empfinden oder geltend machen, hängt (wie Helen Keller bestätigen könnte) im gleichen Maße von unserer Phantasie wie von unseren Sinnen ab. Es gibt keine Möglichkeit, die Geschehnisse dieser Welt direkt in unser Gehirn zu übertragen oder einzuspeichern; sie werden auf höchst subjektive Weise erfahren und konstruiert, was bei jedem Menschen auf unterschiedliche Weise geschieht. Beim Erinnern werden sie dann noch einmal auf ganz eigene Art interpretiert und erlebt. Unsere einzige Wahrheit ist die narrative Wahrheit, die Geschichten, die wir einander und uns selbst erzählen – die Geschichten, die wir beständig neu kategorisieren und verbessern. Diese Subjektivität ist untrennbar mit dem Wesen des Gedächtnisses verknüpft und ergibt sich aus den materiellen Voraussetzungen und Mechanismen, die ihm unser Gehirn liefert. Es ist erstaunlich, dass schwerwiegende Abweichungen so selten sind und dass unser Gedächtnis im Großen und Ganzen so solide und verlässlich arbeitet.

Wir Menschen müssen uns mit einem Gedächtnis abfinden, das voller Fehlbarkeiten, Schwächen und Unzulänglichkeiten ist – aber auch die Fähigkeit zu großer Flexibilität und Kreativität besitzt. Quellenamnesie, aber auch eine gewisse Quellenindifferenz in Bezug auf das Gedächtnis kann eine paradoxe Stärke sein: Wenn wir alle Quellen unseres Wissens aufzählen könnten, würden wir nicht selten unter der Fülle unwichtiger Informationen zusammenbrechen. Quellenamnesie oder -indifferenz ermöglichen es uns, das aufzunehmen, was wir lesen, was uns erzählt wird, was andere sagen, denken, schreiben und malen, und zwar in der gleichen Intensität und Fülle, mit denen wir uns primäre Erfahrungen einverleiben. Auf diese Weise können wir mit den Augen anderer sehen, mit den Ohren anderer hören, uns in die Gedanken anderer versetzen, uns die Kunst, die Wissenschaft und die Religion der gesamten Kultur aneignen, teilhaben und mitwirken an den allgemeinen Zielen und Werten einer großen Gemeinschaft des Wissens. Das Gedächtnis entsteht nicht nur aus den eigenen Erfahrungen, sondern auch aus dem intellektuellen Austausch mit anderen.

KAPITEL SECHS

HÖRFEHLER

Als meine Freundin Kate Edgar vor einigen Wochen zu mir sagte: «I am going to choir practice» («Ich gehe zur Chorprobe»), war ich überrascht. In den dreißig Jahren, die wir uns jetzt schon kennen, habe ich nie erlebt, dass sie auch nur das leiseste Interesse am Singen bekundet hätte. Nun ja, dachte ich, wer weiß? Vielleicht hat sie diesen Teil von ihr bisher verborgen gehalten; vielleicht ist es ein neues Interesse; vielleicht singt ihr Sohn im Chor; vielleicht ...

Mir fielen noch eine Reihe weiterer Hypothesen ein, aber nicht einen Moment lang dachte ich daran, dass ich sie falsch verstanden haben könnte. Erst nach ihrer Rückkehr fand ich heraus, dass sie in Wahrheit beim *chiropractor* (Chiropraktiker) gewesen war.

Ein paar Tage später meinte Kate scherzhaft: «I'm off to choir practice» («Ich gehe zur Chorprobe»). Abermals war ich überrascht: *Firecrackers* (Feuerwerkskörper)? Was hatte sie mit *firecrackers* zu schaffen?

Mit fortschreitender Taubheit stoßen mir solche akustischen Missverständnisse immer häufiger zu, obwohl sich das nicht vorhersehen lässt – manchmal passiert es zwanzig Mal am Tag, manchmal gar nicht. Ich notiere sie alle sorgfältig in einem kleinen roten Notizbuch, auf dem SCHWERHÖRIGKEIT steht – Veränderungen des Hörens, vor allem Hörfehler.

Auf der einen Seite trage ich ein, was ich höre (in Rot) und auf der gegenüberliegenden Seite (in Grün), was wirklich gesagt wurde, ebenso wie die Reaktion der Leute auf den Hörfehler (in Lila) und die oft weit hergeholten Überlegungen, die ich anstelle, um mir den Unsinn, den ich verstehe, zu erklären.

Seit Freud 1901 seine *Psychopathologie des Alltagslebens* veröffentlichte, werden solche Fehler beim Lesen, Sprechen oder Handeln gern als Freud'sche Fehlleistungen und Versprecher bezeichnet – Termini, die verdrängte Gefühle oder Konflikte suggerieren. Doch obwohl mir gelegentlich akustische Missverständnisse unterlaufen, die ich nicht veröffentlichen kann, weil sie mir die Schamröte ins Gesicht treiben, muss man in den meisten Fällen keine Freud'sche Interpretation bemühen. In der Regel handelt es sich um sehr ähnliche klingende Phoneme, verwandte Lautgestalten, die das Gesagte und Gehörte miteinander verbinden. Die Syntax bleibt dabei immer erhalten, doch das hilft mir nicht; durch solche Hörfehler wird die Bedeutung auf den Kopf gestellt. Ähnliche, aber bedeutungslose oder absurde Lautketten überlagern den Satzbau, obwohl er in seiner grundsätzlichen Form erhalten bleibt.

Ein Mangel an klarer Aussprache, ein ungewöhnlicher Akzent oder eine schlechte Verbindung können dafür sorgen, dass einen die eigene Wahrnehmung in die Irre führt. Oft wird, wenn wir uns verhören, ein richtiges Wort durch ein anderes ersetzt, egal wie absurd oder wie sinnlos es im Zusammenhang ist, aber manchmal ergeben sich auch Neologismen. Als mir eine Freundin am Telefon erzählte, ihr Kind sei krank, verstand ich statt «Tonsillitis» (Mandelentzündung) «Pontillitis» und war verwirrt. Handelte es sich etwa um ein ungewöhnliches klinisches Syndrom, eine Entzündung, von der ich noch nie etwas gehört hatte? Es kam mir nicht in den Sinn, dass ich ein Wort erfunden hatte, das es gar nicht gibt – ja sogar eine Krankheit, die es nicht gibt.

Jeder Hörfehler ist eine Neuschöpfung. Auch wenn wir uns zum hundertsten Mal verhören, ist es genauso neu und verwunderlich wie beim ersten Mal. Meist wird mir nur langsam klar, wenn ich etwas falsch verstanden habe, dann habe ich unter Umständen schon die abenteuerlichsten Vermutungen angestellt, um mir einen Reim auf das Gehörte zu machen, obwohl ich eigentlich gleich auf den Fehler hätte kommen müssen. Wenn einem der Hörfehler plausibel erscheint, denkt man vielleicht nicht daran, dass man sich verhört haben könnte; nur wenn das Gehörte völlig unsinnig erscheint oder gänzlich aus dem Zusammenhang fällt, sagt man sich: «Das kann nicht stimmen», und bittet den Sprecher (unter Umständen etwas verlegen), das Gesagte zu wiederholen, was bei mir häufig der Fall ist, oder man lässt es sich sogar buchstabieren.

Als Kate davon sprach, dass sie zur Chorprobe gehe, nahm ich das so hin: Es hätte ja durchaus sein können. Doch als mir ein Freund eines Tages von einem «big-time cuttlefish diagnosed with ALS»* erzählte, war ich mir *sicher*, dass ich mich verhört hatte. Kopffüßer haben ein komplexes Nervensystem, das ist richtig, und vielleicht dachte ich sogar für den Bruchteil einer Sekunde, dass ein Tintenfisch tatsächlich ALS haben *könnte*. Aber die Vorstellung, dass ein Tintenfisch «bedeutend» sein sollte, war lächerlich. (Es stellte sich heraus, dass mein Freund gesagt hatte: «a big-time publicist», «ein bedeutender Publizist».)

* «bedeutender Tintenfisch, bei dem ALS diagnostiziert wurde»

Obwohl Hörfehler offenbar kein besonderes Interesse wecken, können sie doch zu überraschenden Erkenntnissen über unsere Wahrnehmung führen – vor allem unsere sprachlichen Wahrnehmungen. Zunächst einmal ist es erstaunlich, dass sie sich als klar artikulierte Wörter oder Wendungen präsentieren, nicht als zusammengewürfelte Laute. Man *verhört* sich, aber es ist nicht so, als würde man nicht hören.

Akustische Missverständnisse sind keine Halluzinationen, doch ähnlich wie Halluzinationen benutzen sie die üblichen Nervenbahnen der Wahrnehmung und geben sich als Realität aus – der Betroffene denkt gar nicht daran, sie in Frage zu stellen. Doch weil all unsere Wahrnehmung vom Gehirn aus meist sehr spärlichen und mehrdeutigen Sinnesdaten konstruiert werden muss, birgt der Vorgang immer die Möglichkeit eines Fehlers oder einer Täuschung. Und tatsächlich ist es ein Wunder, dass unsere Wahrnehmung so oft richtig ist, wenn man die enorme Geschwindigkeit, ja Unmittelbarkeit bedenkt, mit der sie konstruiert wird.

Unsere Umgebung, unsere Wünsche und Erwartungen, bewusst oder unbewusst, können maßgebliche Faktoren beim Verhören sein, aber das wahre Ungemach liegt auf einer tieferen Ebene, in jenen Regionen des Gehirns, die mit der phonologischen Analyse und Entschlüsselung befasst sind. Sie bemühen sich nach Kräften, aus den verzerrten oder mangelhaften Sinnesdaten, die sie von unseren Ohren erhalten, erkennbare Wörter oder Wendungen zu konstruieren, auch wenn sie völlig absurd sind.

Obwohl ich Wörter oft missverstehe, passiert mir das nur sehr selten mit Musik: Töne, Melodien, Harmonien, Phrasierungen sind noch so klar und vielfältig wie immer (während ich mich bei gesungenen *Texten* häufig verhöre). Augenscheinlich ist die Musikverarbeitung des Gehirns selbst bei beginnender Schwerhörigkeit sehr robust, während es etwas in der Natur der gesprochenen Sprache gibt, was sie für Fehler oder Verzerrungen anfällig macht.

Wer Musik spielt oder hört (zumindest traditionell aufgezeichnete Musik), analysiert nicht nur Klang und Rhythmus, sondern beteiligt an ihrer Verarbeitung auch das prozedurale Gedächtnis und die emotionalen Zentren des Gehirns; Musikstücke werden im Gedächtnis gespeichert und ermöglichen Antizipation.

Sprache dagegen muss auch von anderen Systemen im Gehirn entschlüsselt werden, unter anderem den Systemen für semantisches Gedächtnis und Syntax. Sprache ist offen, erfindungsreich, improvisatorisch; sie ist reich an Ambiguität und Bedeutungsvielfalt. Das schafft in der gesprochenen Sprache große Freiheiten, sorgt für fast unendliche Flexibilität und Anpassungsfähigkeit, macht sie aber auch anfällig für Hörfehler.

Lag Freud also vollkommen falsch mit seinen Annahmen über Versprecher und Hörfehler? Natürlich nicht. Er ging von begründeten Annahmen über Wünsche, Ängste, Motive und Konflikte aus, die nicht ins Bewusstsein gelangt oder aus ihm verdrängt worden waren und folglich in der Lage waren, die Fehlleistungen des Sprechens, Hörens oder Lesens zu beeinflussen. Aber vielleicht hat er die Auffassung, dass solche Fehlwahrnehmungen ausnahmslos das Ergebnis unbewusster Beweggründe seien, etwas zu entschieden vertreten.

Nachdem ich in den letzten Jahren Hörfehler ohne explizite Selektion oder Tendenz gesammelt habe, sehe ich mich zu der Annahme gezwungen, dass Freud den Einfluss anderer Faktoren unterschätzt hat: die neuronalen Mechanismen und den offenen, unvorhersehbaren Charakter der Sprache – zwei Faktoren, die die ursprünglichen Bedeutungen sprachlicher Äußerungen untergraben und Hörfehler bewirken können, die in keinerlei Beziehung zum Kontext *und* zu bewussten Beweggründen stehen.

Und doch haben diese Augenblickserfindungen häufig einen besonderen Stil oder Witz – eine eigene «Note»; bis zu einem gewissen Grad widerspiegeln sie unsere eigenen Interessen und Erfahrungen. Im Großen und Ganzen gefallen sie mir. Nirgendwo anders als im Reich der Hörfehler – zumindest meiner Hörfehler – kann *biography of cancer* (Biographie des Krebses) zu *biography of Cantor* (Biographie von Cantor [einem meiner Lieblingsmathematiker]) werden, *tarot cards* zu *pteropods* (Pteropoden oder Flügelschnecken), *grocery bag* (Einkaufstüte) zu *poetry bag* (Poesietüte), *all-or-noneness* (Alles-oder-nichts-Charakter) zu *oral numbness* (oralem Taubheitsgefühl), *porch* (Veranda) zu Porsche und die bloße Erwähnung von *Christmas Eve* (Heiligabend) zu der Aufforderung «Kiss my feet!» (Küss mir die Füße).

KAPITEL SIEBEN

DAS SCHÖPFERISCHE SELBST

Alle Kinder spielen leidenschaftlich gern, wobei sie teils Bekanntes wiederholen und nachahmen, teils Neues erfinden und erkunden. Vertrautes wie Ungewöhnliches fasziniert sie gleichermaßen – das, was bekannt und gefahrlos ist, gibt ihnen Sicherheit und Halt, und Neues, das sie noch nie erlebt haben, erforschen sie. Kinder haben ein elementares Verlangen nach Wissen und Verstehen, sie brauchen geistige Nahrung und Anregung. Zum Entdecken oder Spielen müssen wir sie nicht auffordern oder «motivieren», denn Spielen ist – wie alle kreativen oder «proto-kreativen» Tätigkeiten – intrinsische Lust, reines Vergnügen.

Am Phantasiespiel sind sowohl innovative wie nachahmende Impulse beteiligt. Dabei werden oft Spielzeuge, Puppen oder kleine Nachbildungen realer Objekte benutzt, um neue Konstellationen darzustellen oder bereits bekannte zu wiederholen. Kinder lieben Geschichten, wobei sie sich diese nicht nur von anderen erzählen lassen, sondern sich auch selbst welche ausdenken. Geschichtenerzählen und Mythenbildung sind fundamentale menschliche Tätigkeiten, uralte Strategien, um die Welt zu verstehen.

Intelligenz, Phantasie, Talent und Kreativität werden ohne Wissen und bestimmte Fertigkeiten ins Leere laufen. Aus diesem Grund muss Bildung ausreichend strukturiert und fokussiert sein. Aber eine zu strenge, zu formelhafte Erziehung, die das narrative Element ausklammern will, wird den aktiven und neugierigen Verstand des Kindes verkümmern lassen. Bildung muss ein Gleichgewicht zwischen Struktur und Freiheit schaffen und auf die individuellen Bedürfnisse der Kinder, die sehr unterschiedlich sein können, Rücksicht nehmen. Die Talente mancher Kinder entfalten sich am ehesten unter dem Einfluss guten Unterrichts. Andere Jungen und Mädchen (nicht selten sind es die kreativsten) verweigern sich dem formalen Unterricht; sie bleiben im Wesentlichen Autodidakten, von dem Drang beseelt, alleine zu lernen und zu forschen. Die meisten Kinder durchlaufen in diesem Prozess viele verschiedene Stadien und brauchen zu unterschiedlichen Zeiten mal mehr, mal weniger Struktur, mal mehr, mal weniger Freiheit.

Die unersättliche Aneignung und Nachahmung unterschiedlicher Vorbilder mögen an sich nicht kreativ sein, sind aber oft Vorboten künftiger Kreativität. Kunst, Musik, Film und Literatur können – in nicht geringerem Maße als Fakten und Informationen – für eine besondere Form der Bildung sorgen. Arnold Weinstein spricht in diesem Zusammenhang vom «stellvertretenden Eintauchen in das Leben anderer, das uns neue Augen und Ohren verleiht».

In meiner Generation erfolgte dieses Eintauchen fast ausschließlich durch Lesen. 2002 berichtete Susan Sontag auf einer Konferenz, wie ihr das Lesen in sehr jungen Jahren die ganze Welt erschloss und ihr ermöglichte, in ihrer Phantasie und ihrem Gedächtnis die Grenzen der realen, unmittelbaren Erfahrung zu überschreiten. Sie erinnerte sich:

Als ich fünf oder sechs Jahre alt war, las ich Éve Curies Biographie ihrer Mutter. Ich hatte wahllos und mit großer Freude Comicbücher, Wörterbücher und Enzyklopädien gelesen. ... Es war, als würde ich selbst stärker und die Welt größer, je mehr ich in mich aufnahm. ... Ich glaube, ich war schon sehr früh eine unglaublich begabte Schülerin, mit einem unglaublichen Talent fürs Lernen, eine meisterhafte kleine Autodidaktin. ... Ist das kreativ? Nein, es war nicht kreativ ... aber es war auch kein Hindernis für die spätere Entwicklung von Kreativität ... Statt etwas zu erschaffen, stopfte ich alles in mich hinein. Ich war eine geistige Reisende, ein geistiger Vielfraß ... Meine Kindheit war, abgesehen von meinem eigentlichen erbärmlichen Leben, die reine Ekstase.

Was in Susan Sontags Bericht besonders auffällt (wie in vielen ähnlichen Berichten über Proto-Kreativität), ist die Energie, die alles verschlingende Leidenschaft, der Enthusiasmus und die Liebe, mit der sich der junge Verstand allem zuwendet, was ihm Nahrung gibt, mit der er sich intellektuelle oder andere Vorbilder sucht und seine Fertigkeiten durch Nachahmung verfeinert.

Sontag hatte sich einen reichen Vorrat an Wissen aus anderen Zeiten und anderen Orten angelegt, aus der Vielfalt menschlicher Naturen und Erfahrungen – lauter Dinge, die entscheidend waren für ihren Wunsch, selbst zu schreiben:

Ich war sieben, als ich mit dem Schreiben begann. Im Alter von acht hatte ich meine eigene Zeitung, die ich mit Geschichten, Gedichten und Artikeln füllte. Ich verkaufte sie den Nachbarn für fünf Cent. Ich bin sicher, dass sie banal und

> sehr konventionell war und in erster Linie aus Elementen bestand, oder zumindest von ihnen beeinflusst war, die ich gelesen hatte. ... Es gab natürlich Vorbilder, da war ein ganzes Pantheon solcher Menschen. ... Wenn ich Geschichten von Poe gelesen hatte, dann schrieb ich Geschichten wie Poe. ... Als ich zehn Jahre alt war, fiel mir ein lang vergessenes Stück von Karel Čapek über Roboter in die Hände, *R.U.R.*, also schrieb ich ein Stück über Roboter. Aber im Grunde war es eine Kopie. Alles, was ich las, faszinierte mich, und alles, was mich faszinierte, wollte ich nachahmen – das mag nicht der Königsweg zu wahrer Originalität oder Kreativität sein; doch ich fand, dass es sie auch nicht ausschließt. ... Mit dreizehn wurde ich eine richtige Schriftstellerin.

Dank extremer frühreifer Intelligenz und Kreativität gelang Sontag der Sprung ins «echte» Schreiben bereits als Teenager, doch meist dauert diese Phase der Nachahmung und des Lernens sehr viel länger.

Sie dient dem Bemühen, die eigenen Stärken zu entdecken, den eigenen Ton zu finden. Es ist eine Zeit des Übens, des Wiederholens und der Verfeinerung bestimmter Fertigkeiten und Techniken.

Manche Menschen verharren nach einer solchen Lernphase auf einem Niveau technischer Perfektion, ohne es zu wirklicher Kreativität zu bringen. Und selbst aus einem gewissen zeitlichen Abstand lässt sich manchmal kaum entscheiden, wann der Übergang von talentierten, aber immer noch weitgehend nachempfundenen Erzeugnissen zu überwiegend innovativen Hervorbringungen stattgefunden hat. Wo liegt die Grenze zwischen Einfluss und Nachahmung? Was unterscheidet die kreative Assimilierung, eine komplexe Verbindung aus Aneignung und Erfahrung, von bloßer Mimikry?

...

Der Begriff «Mimikry» mag einen gewissen Grad an Bewusstheit oder Absicht implizieren, aber Nachahmen, Nachbilden oder Widerspiegeln sind universelle psychologische (und physiologische) Neigungen, die jeder Mensch besitzt, genauso wie viele Tiere (daher sprechen wir auch davon, dass man etwas «nachäfft» oder «nachplappert wie ein Papagei»). Wenn man einem Säugling die Zunge herausstreckt, wird er dieses Verhalten widerspiegeln, bevor er noch die Kontrolle über seine Gliedmaßen oder sein Körperbild erworben hat; dieses Widerspiegeln bleibt unser Leben lang ein wichtiger Aspekt des Lernens.

Merlin Donald beschreibt in seinem Buch *Origins of the Modern Mind* die «mimetische Kultur» als entscheidende Phase in der Entwicklung von Kultur und Bewusstsein. Dabei unterscheidet er konsequent zwischen den Begriffen Mimikry, Imitation und Mimesis:

> Mimikry ist der Versuch, ein so genaues Duplikat wie möglich zu schaffen. Wenn der Gesichtsausdruck eines Menschen von einem anderen exakt reproduziert oder der Gesang eines Vogels von einem Papagei exakt nachgebildet wird, handelt es sich folglich um Formen der Mimikry ... Imitation ist nicht so exakt wie Mimikry; das Kind, das das Verhalten eines Elternteils kopiert, imitiert, aber liefert keine exakte Reproduktion des elterlichen Verhaltens ... Mimesis fügt der Imitation eine darstellerische Komponente hinzu. Dabei werden sowohl

Mimikry als auch Imitation für ein höheres Ziel eingesetzt: und zwar der nachträglichen Darbietung oder Wiedergabe eines Ereignisses oder einer Beziehung.

Mimikry kommt nach Donald bei vielen Tieren vor, Imitation bei Affen und Menschenaffen, und Mimesis gibt es nur bei uns Menschen. Aber bei uns können alle diese Formen nebeneinander existieren und sich überschneiden – eine Darbietung, eine Inszenierung, kann alle drei Elemente beinhalten.

Bei bestimmten neurologischen Erkrankungen nehmen Mimikry und Nachahmung manchmal übertriebene oder sogar enthemmte Züge an. So können Touretter, Autisten oder Patienten mit bestimmten Schädigungen des Frontallappens gelegentlich nicht den Impuls unterdrücken, die Äußerungen oder Handlungen anderer nachzuäffen oder widerzuspiegeln. Manchmal geben sie auch Geräusche – sogar bedeutungslose Geräusche – in ihrer Umwelt wieder. In *Der Mann, der seine Frau mit einem Hut verwechselte*, beschreibe ich eine Frau mit Tourette-Syndrom, die, während sie eine Straße entlangging, einfach alles imitierte: das «Grinsen» der Autokühler, die Gestalt einer Straßenlaterne, die an einen Gehenkten erinnerte, sowie Gesten und Gangarten jedes anderen Menschen, der ihr begegnete, wobei das oft in übertriebener Weise geschah, als wollte sie sich über die Menschen lustig machen.

Einige autistische Inselbegabte («Savants») besitzen ein außergewöhnliches visuelles Vorstellungs- und Reproduktionsvermögen. Das zeigt der Fall von Stephen Wiltshire, den ich in dem Buch *Eine Anthropologin auf dem Mars* beschrieben habe.

Stephen ist ein Inselbegabter mit einer großen Begabung für das Erfassen visueller Ähnlichkeiten. Dabei spielt es keine Rolle, ob er nach der Natur vor Ort oder nach längerer Zeit aus der Erinnerung zeichnet – Wahrnehmung und Gedächtnis scheinen untrennbar miteinander verbunden zu sein. Er hat auch ein verblüffendes Gehör; als Kind konnte er Geräusche und Wörter exakt nachahmen, anscheinend ohne es zu beabsichtigen oder zu bemerken. Als Jugendlicher besuchte er Japan; nach seiner Rückkehr machte er «japanische» Geräusche, plapperte pseudo-japanisch und kopierte sogar «japanische» Gesten. Er kann den Laut jedes Instruments nachahmen, wenn er es einmal gehört hat, und er hat ein sehr genaues musikalisches Gedächtnis. Ich war sehr angetan, als er einmal im Alter von sechzehn den Song «It's Not Unusual» sang und Tom Jones dabei imitierte, einschließlich des Hüftschwungs, der Tanzschritte, der Gestik und des imaginären Mikrophons, das er sich an die Lippen hielt. In diesem Alter zeigte Stephen für gewöhnlich wenig Gefühle und wies viele klassische Manifestationen des Autismus auf: Er hielt den Kopf schräg, hatte viele Tics, und sein Blick war nie direkt. Doch all das verschwand, als er den Tom-Jones-Song imitierte – und zwar so gründlich, dass ich mich fragte, ob er auf eine unheimliche Weise über die Grenze der Mimikry hinausgegangen und tatsächlich in die Gefühle und Empfindungen des Songs eingetaucht war. Das erinnerte mich an einen autistischen Jungen, den ich in Kanada kennengelernt hatte, der eine ganze Fernsehserie auswendig kannte, sie Dutzende Male am Tag «wiederholte», einschließlich aller Stimmen und Gesten, und sogar den Applaus des Publikums lautmalend wiedergab. Dies hielt ich für eine Form des Automatismus oder eine oberflächliche Reproduktion. Doch Stephens Vorführung machte mich nachdenklich. War er, anders als der kanadische Junge, von der Mimikry zu Kreativität oder Kunst vorgedrungen?

Versetzte er sich bewusst und absichtlich in die Gefühle und Regungen des Songs, oder aber reproduzierte er sie nur – oder war es vielleicht eine Mischung aus beidem?*

Ein weiterer autistischer Savant, José (den ich ebenfalls in *Der Mann, der seine Frau mit einem Hut verwechselte* beschrieb), wurde vom Personal des Krankenhauses oft als eine Art Kopiermaschine beschrieben. Das war unfair und beleidigend. Auch stimmt es nicht, denn die Fähigkeit eines Savants, Dinge zu behalten, ist nicht im Entferntesten mit einem mechanischen Prozess zu vergleichen; optische Besonderheiten müssen unterschieden und erkannt werden, ebenso wie Eigenheiten des Sprechens, charakteristische Gesten etc. Doch bis zu einem gewissen Grad werden ihre «Bedeutungen» nicht komplett integriert, und dadurch erscheint uns das Gedächtnis eines Savants oft als vergleichsweise mechanisch.

• • •

* Autisten oder geistig behinderte Menschen mit dem Savant-Syndrom können über eine bemerkenswerte Merk- und Reproduktionsfähigkeit verfügen, aber was behalten wird, wird vermutlich recht gleichgültig als etwas Äußerliches abgespeichert. Langdon Down, der 1862 das Down-Syndrom entdeckte, schrieb über einen jungen Savant, der «ein einmal gelesenes Buch auf immer im Gedächtnis behielt». Einmal gab Down dem Jungen eine Ausgabe von Gibbons *The History of the Decline and Fall of the Roman Empire* zu lesen. Der Junge las das Werk vollständig und konnte es mühelos wiedergeben, allerdings ohne es zu verstehen. Er vergaß eine Zeile auf der Seite drei, doch kam schnell auf die entsprechende Stelle zurück und verbesserte sich. Down berichtet: «Danach hat er immer, wenn er Gibbons Ausführungen über die großen Epochen des Römischen Reichs auswendig hersagte, bei der Seite drei diese Zeile ausgelassen, ist zu der Stelle zurückgekehrt und hat sich verbessert – das alles so sorgfältig und unabänderlich, als wäre es Teil des ursprünglichen Textes.»

Imitation spielt eine zentrale Rolle in den darstellenden Künsten, denn dort ist pausenloses Üben, Wiederholen und Proben unentbehrlich; aber nicht nur dort, in der Malerei, beim Komponieren und in der Literatur ist Imitation genauso wichtig. Alle jungen Künstler suchen sich in ihren Lehrjahren Vorbilder, deren Stil, technische Meisterschaft und künstlerische Neuerungen ihnen weiterhelfen können. Junge Maler gehen in Kunstmuseen wie Met oder Louvre ein und aus; junge Komponisten besuchen Konzerte und studieren Partituren. Insofern beginnt alle Kunst mit «Epigonalem» – Werken, die in hohem Maße von den bewunderten und nachempfundenen Vorlagen beeinflusst sind, wenn sie nicht sogar deren direkte Imitationen oder Paraphrasen sind.

Als Alexander Pope dreizehn war, bat er William Walsh, einen älteren Dichter, um Rat. Walsh riet ihm, «korrekt» zu sein. Pope verstand das dahingehend, dass er zuerst die dichterischen Formen und Techniken meistern müsse. Zu diesem Zweck begann er, in seinen *Imitations of English Poets* zunächst Walsh nachzuahmen, dann Cowley, den Earl of Rochester und bedeutendere Autoren wie Chaucer und Spenser; außerdem verfasste er «Paraphrasen», wie er sie nannte, lateinischer Dichter. Mit siebzehn beherrschte er das «Heroic Couplet» – das heroische Reimpaar – und begann mit der Arbeit an den *Pastorals* und anderen Gedichten, in denen er seinen persönlichen Stil vervollkommnete, sich aber inhaltlich mit den abgeschmacktesten Klischees begnügte. Erst als er selbst seinen stilistischen und formalen Ansprüchen genügte, begann er die anspruchsvolleren und manchmal auch erschreckenderen Inhalte seiner eigenen Phantasie zu verarbeiten. Bei den meisten Künstlern dürften sich diese Stadien oder Prozesse weitgehend überlagern, aber Nachahmung und Beherrschung von Form oder Fertigkeit müssen stets jeder nennenswerten Kreativität vorausgehen. Doch selbst nach Jahren der Vorbereitung und bewusster Meisterschaft werden große Talente nicht immer den Hoffnungen gerecht, die sie einst zu wecken schienen.* Viele schöpferische Menschen – egal ob Künstler, Wissenschaftler, Köche, Lehrer oder Ingenieure – geben sich mit einem gewissen Maß an Meisterschaft zufrieden und bleiben den Rest ihres Lebens bei einer einzigen Form oder innerhalb bestimmter Grenzen, ohne sich jemals an etwas radikal Neuem zu versuchen. Auch wenn ihr Werk die Grenze zur «großen» Kreativität nicht überschreitet, kann es meisterhaft oder sogar virtuos sein und den Bewunderern großes Vergnügen bereiten.

Es gibt viele Beispiele für die «kleine» Kreativität, die sich nach ihren ersten Manifestationen nicht mehr sonderlich zu verändern scheint. 1887 vollbrachte Arthur Conan Doyle mit *A Study in Scarlet* (dt.: *Eine Studie in Scharlachrot*), dem ersten der Sherlock-Holmes-Romane, eine bemerkenswerte Leistung, denn solche «Detektivgeschichten» hatte es noch nie zuvor gegeben.** *Die Abenteuer von Sherlock Holmes*, die fünf Jahre später

* In seiner Autobiographie *Ex-Prodigy* schildert Norbert Wiener, der sein Promotionsstudium mit vierzehn Jahren an der Harvard University begann und sein Leben lang ein *Prodigy* – ein Wunderkind oder zumindest ein Ausnahmetalent – blieb, das Schicksal seines Zeitgenossen William James Sidis. Sidis (der den Namen seines Patenonkels William James trug) war ein brillanter, polyglotter Mathematiker, der sich mit elf an der Harvard University einschrieb, aber mit sechzehn, vielleicht den Anforderungen seines Genies und der Gesellschaft nicht mehr gewachsen, die Mathematik aufgab und sich aus der Öffentlichkeit und dem akademischen Leben zurückzog.

** Zwar gab es Poes Dupin-Geschichten (zum Beispiel «Der Doppelmord in der Rue Morgue»), aber seine Protagonisten blieben blass neben den individuell und farbig gezeichneten Charakteren von Holmes und Watson.

erschienen, waren ein Riesenerfolg, und Conan Doyle war plötzlich der gefeierte Autor einer potenziell unendlichen Romanserie. Darüber war er zwar hocherfreut, aber auch verärgert, denn er wollte daneben noch historische Romane schreiben, doch die Leser brachten wenig Interesse dafür auf. Sie wollten Holmes und immer nur Holmes, und er musste liefern. Selbst nachdem er Holmes in *Das letzte Problem* den Garaus gemacht hatte, indem er ihn in einem Kampf aus Leben und Tod zusammen mit Moriarty die Reichenbachfälle hinabstürzen ließ, zwangen ihn seine Leser, den Detektiv wiederauferstehen zu lassen. So kam es 1905 zur *Rückkehr von Sherlock Holmes.*

Viel Entwicklung findet bei Holmes weder in der Methode noch im Denken oder im Charakter statt; offenbar altert er nicht. Zwischen den Fällen scheint Holmes kaum zu existieren – oder nur in einem sehr eingeschränkten Zustand: Er kratzt auf seiner Geige, jagt sich Kokain ins Blut, führt übelriechende chemische Experimente durch – bis ihn der nächste Fall zum Leben erweckt. Die Geschichten aus den 1920er Jahren hätten genauso gut in den 1890er Jahren geschrieben werden können, und die Romane, die in den 1890er Jahren erschienen, hätten auch in späterer Zeit nicht deplatziert gewirkt. Holmes' London verändert sich genauso wenig wie der Mann selbst. Beide wurden glänzend und ein für alle Mal in den 1890er Jahren porträtiert. Doyle selbst schreibt 1928 im Vorwort zu *Sherlock Holmes: The Complete Short Stories*, die Geschichten ließen sich «in jeder beliebigen Reihenfolge» lesen.

...

Wie kommt es, dass von hundert hochbegabten jungen Leuten, die an der Juilliard School studieren, oder von hundert brillanten jungen Naturwissenschaftlern, die in hervorragenden Instituten unter weltbekannten Koryphäen arbeiten, nur eine Handvoll der Studenten später nennenswerte Kompositionen zustande bringen oder wissenschaftliche Entdeckungen von Bedeutung machen? Fehlt den meisten trotz ihrer Begabung der entscheidende schöpferische Funke? Ermangeln sie ungeachtet ihrer Kreativität anderer Eigenschaften, die für kreative Leistungen von entscheidender Bedeutung sind – Kühnheit, Selbstvertrauen, geistige Unabhängigkeit?

Es bedarf neben dem kreativen Vermögen noch einer besonderen Energie, einer ganz eigenen Kühnheit oder subversiven Mentalität, um eine andere als die allgemein anerkannte Richtung einzuschlagen. Es ist ein Glücksspiel, wie es alle kreativen Projekte sind, denn die neue Richtung kann sich auch als absolut unproduktiv erweisen.

Kreativität verlangt nicht nur Jahre bewusster Vorbereitung und Ausbildung, sondern auch eine frühzeitige Beteiligung des Unbewussten. Diese Inkubationszeit ist notwendig, um die unterbewusste Assimilierung und Einbeziehung aller Einflüsse und Quellen zu ermöglichen, um sie neu zu organisieren und zu etwas Eigenem zusammenzufassen. In Wagners Ouvertüre zu *Rienzi* kann man diese Emergenz fast greifen. Da gibt es Echos, Imitationen, Paraphrasen, Pastiches von Rossini, Meyerbeer, Schumann und anderen – von all den musikalischen Einflüssen seiner Lehrzeit. Und dann plötzlich, verblüffend, hört man Wagners eigene Stimme: kraftvoll, außergewöhnlich (wenn auch, für mein Empfinden, schrecklich), die Stimme eines Genies, ohne Beispiel und Vorbild. Die entscheidenden Aspekte dieses Gegensatzes zwischen Merken und Aneignen auf der einen Seite sowie Assimilieren und Einbeziehen auf der anderen sind Tiefe, Bedeutung, aktive und persönliche Beteiligung.

• • •

Anfang 1982 erhielt ich überraschend ein Päckchen aus London. Darin fand sich ein Brief von Harold Pinter und das Manuskript seines neuen Stückes, *Eine Art Alaska.* Einer meiner Fälle in *Zeit des Erwachens* hätte ihn dazu inspiriert, schrieb er, als er das Buch zum Zeitpunkt seiner Erstveröffentlichung 1973 las. Sofort hatte er darüber nachzudenken begonnen, welche Probleme sich bei der Adaption fürs Theater stellen würden. Doch er fand keine Lösungen für diese Probleme, und so hatte er es schnell aufgegeben. Acht Jahre später war er, schrieb Pinter, aufgewacht und hatte das erste Bild und die ersten Worte («Etwas passiert») ganz klar und nachdrücklich im Kopf. Das Stück hätte sich dann in den folgenden Tagen und Wochen «wie von selbst geschrieben».

Ich konnte nicht umhin, Pinters Stück mit einem anderen (vom gleichen Fall inspirierten) Schauspiel zu vergleichen, das mir vier Jahre zuvor geschickt worden war. Der Autor schrieb in einem beigelegten Brief, es sei zwei Monate her, dass er *Zeit des Erwachens* gelesen habe, und er sei davon so «beeinflusst», so besessen, dass er sich sofort hingesetzt und ein Stück geschrieben habe. Pinters Stück gefiel mir ausnehmend gut – nicht zuletzt, weil er meinen Bericht einer umfassenden Transformation, einer «Pinterisierung», unterzogen hatte. Das Stück aus dem Jahr 1978 hingegen erschien mir eher eine Kopie meines Buches – teilweise waren ganze Sätze ohne Umwandlung abgeschrieben worden. Für mich war es kein originelles Stück, sondern vielmehr ein Plagiat oder eine Parodie (obwohl ich keinen Zweifel an der guten Absicht des Autors hegte).

Ich war mir nicht sicher, was ich davon halten sollte. War der Autor zu faul, oder besaß er zu wenig Talent und Originalität, um an meinem Buch die erforderlichen Veränderungen vorzunehmen? Oder lag das Problem vielmehr an der mangelnden Inkubationszeit, daran, dass er sich nicht genug Zeit gelassen hatte, um die Erfahrung seiner Lektüre zu verarbeiten? Im Gegensatz zu Pinter hatte er auch nicht abgewartet, bis der Stoff in sein Unbewusstes abgesunken war, wo er sich mit anderen Erfahrungen und Gedanken hätte vermischen können.

Wir alle leben bis zu einem gewissen Grad auf Pump, von anderen, von der Kultur, die uns umgibt. Ideen liegen in der Luft, und manchmal eignen wir uns, ohne dass wir uns dessen bewusst sind, die Sprache der Zeit an. Wir borgen uns Sprache; wir haben sie nicht erfunden. Wir haben sie vorgefunden, wir sind in sie hineingewachsen, obwohl wir sie auf sehr individuelle Art benutzen und interpretieren. Es geht nicht darum, dass wir «borgen» oder «imitieren», dass wir «plagiieren» oder uns «beeinflussen» lassen, sondern um die Frage, wie stark wir uns das Geborgte einverleiben, es in uns aufnehmen, es mit unseren eigenen Erfahrungen, Gedanken und Gefühlen verbinden, es auf uns selbst beziehen und ihm schließlich einen neuen Ausdruck verleihen, unseren eigenen.

• • •

Zeit, «Vergessen» und Reifungsprozess spielen auch bei wissenschaftlichen oder mathematischen Erkenntnissen eine Rolle.

Der namhafte Mathematiker Henri Poincaré berichtet in seiner Autobiographie, wie er mit einem besonders schwierigen mathematischen Problem rang und unendlich frustriert darüber war, dass er nicht weiterkam.* Er beschloss, sich bei einem geologischen Exkurs zu entspannen. Diese Reise lenkte ihn tatsächlich von seinem mathematischen Problem ab. Doch dann berichtet er:

> **Eines Tages unternahmen wir einen Ausflug mit dem Bus. In dem Augenblick, da ich meinen Fuß auf das Trittbrett setzte, kam mir, ohne dass irgendetwas in meinen vorausgehenden Gedanken darauf hingedeutet hätte, die Idee, dass die Transformationen, die ich zur Definition der Fuchs'schen Funktionen benutzt hatte, mit denen der nichteuklidischen Geometrie identisch waren. Ich verifizierte diese Idee nicht; dazu hatte ich auch keine Zeit, denn ... ich setzte eine bereits begonnene Unterhaltung fort, doch ich war mir vollkommen sicher. Um mein Gewissen zu beruhigen, verifizierte ich das Ergebnis nach meiner Rückkehr nach Caen in aller Muße.**

Kurze Zeit darauf war er so «angewidert» von seiner Unfähigkeit, ein anderes Problem zu lösen, dass er ans Meer fuhr. Er schreibt:

> **Eines Morgens, als ich auf dem Kliff spazieren ging, kam mir innerhalb kürzester Zeit mit einer ungeheuren Plötzlichkeit**

* Jacques Hadamard berichtet davon in seinem Buch *Psychology of Invention in the Mathematical Field*, Princeton 1945.

und sofortigen Gewissheit der Gedanke, dass die arithmetischen Transformationen unbestimmter quadratischer Formen mit den Formen der nichteuklidischen Geometrie identisch waren.[35]

Es scheine festzustehen, schrieb Poincaré, dass selbst in Phasen, in denen das Problem im bewussten Denken nicht mehr präsent und in denen der Verstand leer oder von anderen Dingen abgelenkt sei, eine aktive und intensive unbewusste (oder unterbewusste beziehungsweise vorbewusste) Aktivität stattfinden müsse. Das ist weder das dynamische oder «Freud'sche» Unbewusste, in dem verdrängte Ängste und Begierden ihren wilden Tanz aufführen, noch das «kognitive» Unbewusste, das uns gestattet, ein Auto zu fahren oder einen grammatisch korrekten Satz zu äußern, ohne uns bewusst zu überlegen, wie wir das machen. Vielmehr ist es die Reifung eines riesigen, komplexen Problems, die von einem vollkommen verborgenen, kreativen Selbst vorangetrieben wird. Poincaré preist dieses unbewusste Selbst: «Es ist nicht rein automatisch, es ist urteilsfähig ... es weiß zu entscheiden, es weiß zu ahnen ... Es weiß besser zu ahnen als das bewusste Ich, denn ihm gelingt, woran jenes gescheitert ist.»[36]

Manchmal ergibt sich die Lösung eines lange reifenden Problems ganz unvermittelt in Träumen oder in Zuständen eines partiell eingeschränkten Bewusstseins, wie wir sie gelegentlich unmittelbar vor dem Einschlafen oder nach dem Aufwachen erleben – mit jener eigenartigen Freiheit des Denkens und halluzinatorischen Vorstellungstätigkeit, die für solche Phasen charakteristisch sind. Poincaré berichtet, eines Nachts habe er in einem solchen Dämmerzustand den Eindruck gehabt, Ideen in Bewegung zu erblicken, die wie die Moleküle eines Gases kollidierten, sich zu Paaren vereinigten und sich zusammenschlossen, um komplexere Ideen zu bilden – ein seltener Blick auf das gewöhnlich unsichtbare Unbewusste (wenngleich auch andere Beobachter von ähnlichen – besonders unter Drogeneinfluss auftretenden – Erlebnissen berichten).

Sehr lebhaft schildert Wagner, wie er in einem seltsamen, fast halluzinatorischen Dämmerzustand den Einfall zum Orchestervorspiel des *Rheingolds* hatte:

> **Nach einer in Fieber und Schlaflosigkeit verbrachten Nacht zwang ich mich des andren Tages zu weiteren Fußwanderungen durch die hügelige, von Pinienwäldern bedeckte Umgegend. ... Am Nachmittage heimkehrend, streckte ich mich todmüde auf ein hartes Ruhebett aus, ... [ich versank] in eine Art von somnambulem Zustand, in welchem ich plötzlich die Empfindung, als ob ich in ein stark fließendes Wasser versänke, erhielt. Das Rauschen desselben stellte sich mir bald im musikalischen Klange des *Es-Dur*-Akkordes dar, welcher unaufhaltsam in figurierter Brechung dahinwogte; diese Brechungen zeigten sich als melodische Figurationen von zunehmender Bewegung, nie aber veränderte sich der reine Dreiklang von *Es-Dur*, welcher durch seine Andauer dem Elemente, darin ich versank, eine unendliche Bedeutung geben zu wollen schien ... Sogleich erkannte ich, daß das Orchester-Vorspiel zum *«Rheingold», wie* ich es in mir herumtrug ... mir aufgegangen war.**[37*]

* Es gibt viele ähnliche Geschichten über plötzliche wissenschaftliche Entdeckungen, die im Traum gemacht wurden. Einige sind bekannt und verbürgt, bei anderen wurde dem Mythos wohl etwas auf die Sprünge geholfen. Es

• • •

Könnte man mit einer noch zu erfindenden Technik der bildgebenden Darstellung des Gehirns die Mimikry oder Nachahmung eines autistischen Savants von den tief bewussten und den unbewussten Umgestaltungen eines Richard Wagner unterscheiden? Bietet das oberflächliche wörtliche Gedächtnis neurologisch einen anderen Anblick als das fest in der Psyche verwurzelte Proust'sche Gedächtnis? Könnte man nachweisen, dass einige Erinnerungen kaum Auswirkungen auf die Entwicklung und Konnektivität des Gehirns haben, dass sich manche traumatischen Erinnerungen als sehr hartnäckig, aber in ihrer Wirkung als unveränderlich erweisen, während wieder andere integriert werden und tiefreichende und kreative Entwicklungen im Gehirn auslösen?

Kreativität – dieser Zustand, in dem sich die Gedanken zu einem raschen, dichten Strom zu organisieren scheinen, der uns das Gefühl einer wunderbaren Klarheit und Sinnhaftigkeit

heißt, der bedeutende russische Chemiker Mendelejew habe das Periodensystem in einem Traum entdeckt und es unmittelbar nach dem Aufwachen auf einen Umschlag gekritzelt. Den Umschlag gibt es, und auch der Bericht mag so, wie erzählt wird, stimmen. Aber er vermittelt den Eindruck, die Erkenntnis sei aus heiterem Himmel gekommen, während sich Mendelejew tatsächlich seit mindestens neun Jahren, seit der Karlsruher Konferenz im Jahr 1860, bewusst und unbewusst mit dem Problem herumschlug. Ohne Zweifel war er von der Frage besessen und beschäftigte sich auf seinen langen Zugreisen quer durch Russland stundenlang mit einem Stoß Karten, auf die er jedes Element mit seinem Atomgewicht geschrieben hatte. «Chemisches Solitär» nannte er das Spiel, bei dem er die Elemente hin und her schob und sie ständig umordnete. Doch als ihm die Lösung dann plötzlich vor Augen stand, geschah es zu einem Zeitpunkt, als er sich bewusst überhaupt nicht mit dem Problem beschäftigte.

vermittelt – scheint mir physiologisch unverwechselbare Merkmale zu besitzen. Sollten wir eines Tages Hirnbilder von ausreichender Auflösung anfertigen können, würden diese meiner Meinung nach eine ungewöhnliche und weit verteilte Aktivität mit unzähligen Verbindungen und Synchronisationen zeigen.

Wenn ich in einer solchen Verfassung schreibe, scheinen sich meine Gedanken von allein zu einer spontanen Reihenfolge zu organisieren und sich augenblicklich in die passenden Worte zu kleiden. Ich habe das Empfinden, dass ich einen Großteil meiner Persönlichkeit und meiner Neurosen hinter mir lassen kann. Ich bin zugleich nicht mehr ich und der innerste Teil meiner selbst – sicherlich der beste Teil meiner selbst.

KAPITEL ACHT

EIN GESTÖRTES GEMEINGEFÜHL

Nichts ist entscheidender für das Überleben und die Unabhängigkeit eines Organismus – egal ob Elefant oder Protozoon – als die Bewahrung eines konstanten inneren Milieus. Der bedeutende französische Physiologe Claude Bernard brachte das Thema in den 1850er Jahren auf einen knappen Nenner: «Die Unveränderlichkeit des inneren Milieus ist die Voraussetzung des freien Lebens.» Die Erhaltung dieses Milieus nennt man Homöostase. Ihre Grundlagen sind relativ einfach, aber auf Zellebene erstaunlich effizient. In den Zellmembranen sitzen Ionenpumpen, die für ein konstantes inneres Milieu sorgen, mag es draußen auch noch so unberechenbar zugehen. Bei vielzelligen Organismen – vor allem Tieren und Menschen – sind komplexere Regulationssysteme für die Beibehaltung der Homöostase erforderlich.

Homöostatische Regulation erfolgt zum einen durch spezielle, über unseren Körper verteilte Nervenzellen und Nervengeflechte (Plexus), zum anderen unmittelbar durch chemische Stoffe (etwa Hormone). Diese weit verteilten Nervenzellen und -geflechte schließen sich zu einem Verband oder System zusammen, dessen Funktion überwiegend autonom ist – daher auch sein Name: autonomes oder vegetatives Nervensystem. Das vegetative Nervensystem wurde erst Anfang des 20. Jahrhunderts entdeckt und untersucht, dagegen hat man viele Funktionen des zentralen Nervensystems, vor allem des Gehirns, bereits im 19. Jahrhundert detailliert kartiert. Das ist etwas paradox, denn das autonome Nervensystem hat sich lange vor dem zentralen Nervensystem entwickelt.

Dabei handelte es sich (und handelt sich zum Teil noch heute) um unabhängige evolutionäre Entwicklungen, die sich in Organisation und Bau stark unterscheiden. Zentrale Nervensysteme entstanden zusammen mit Muskeln und Sinnesorganen, damit Tiere die Möglichkeit hatten, sich in der Welt zurechtzufinden – nach Futter zu suchen, zu jagen, sich fortzupflanzen, zu fliehen oder zu kämpfen etc. Das zentrale Nervensystem und das propriozeptive System lassen uns erkennen, wer wir sind und was wir tun. Das vegetative Nervensystem hingegen, das ohne Unterlass jedes Organ und jedes Gewebe im Körper kontrolliert, teilt uns mit, *wie* es uns geht. (Interessant ist dabei, dass das Gehirn selbst keine Sinnesorgane besitzt, weshalb dort eine schwere Störung auftreten kann, ohne dass wir uns unwohl fühlen.) Daher antwortete Ralph Waldo Emerson, als er in seinen Sechzigern Alzheimer bekam, auf die Frage, wie es ihm gehe, stets gleichlautend: «Ich habe meine geistigen Fähigkeiten verloren, aber es geht mir ganz ausgezeichnet.»*

Zu Beginn des 20. Jahrhunderts hat man zwei große Bereiche des vegetativen Nervensystems nachgewiesen: einen «sympathischen» Teil, der die Herzfrequenz beschleunigt, die Sinne schärft und die Muskelspannung erhöht: Das Tier wird auf das Handeln vorbereitet (im Extremfall auf die lebensrettende

* David Shenk beschreibt das wunderbar in seinem Buch *Das Vergessen*.

Alternative Kampf oder Flucht); und den korrespondierenden «parasympathischen» Teil, der die Tätigkeit in den für die Organisation zuständigen Körperteilen anregt (Magen, Nieren, Leber), die Herzfrequenz verringert und Entspannung und Schlaf bringt. Diese beiden Teile des autonomen Nervensystems ergänzen sich normalerweise vorzüglich. Die wunderbare Schläfrigkeit nach einer ausgiebigen Mahlzeit ist kein Zustand, in dem man sich auf ein Wettrennen oder einen Kampf einlassen möchte. Wenn die beiden Teile des vegetativen Nervensystems harmonisch zusammenwirken, fühlen wir uns «wohl».

Niemand hat so anschaulich über dieses Thema geschrieben wie Antonio Damasio in dem Buch *Ich fühle, also bin ich: Die Entschlüsselung des Bewusstseins* und in späteren Veröffentlichungen. Er spricht von einem «Kernbewusstsein», dem Empfinden, *wie es uns geht*. Daraus wird allmählich eine unscharfe, implizite Ich-Wahrnehmung, ein Bewusstsein.* Vor allem wenn die innere Konstanz verlorengeht – wenn die Homöostase zusammenbricht, wenn das autonome Gleichgewicht gestört ist und in Schieflage gerät –, macht sich dieses Kernbewusstsein unangenehm bemerkbar. Jetzt sagen wir: «Ich fühle mich krank – etwas stimmt nicht mit mir.» Dann sehen wir auch nicht mehr wohl aus.

Ein Beispiel dafür ist die Migräne, vielleicht eine prototypische Krankheit, häufig sehr unangenehm, aber von begrenzter Dauer. Sie ist gutartig, weil sie nicht tödlich verläuft und keine bleibenden Schäden hinterlässt. Es bleiben keine Beeinträchti-

* Siehe auch Antonio Damasio und Gil B. Carvalho, «The Nature of Feelings: Evolutionary and Neurobiological Origins» (2013).

gungen im Gewebe zurück, keine Traumata, keine Infektionen. Die Migräne weist also in Miniaturform die wesentlichen Eigenschaften des *Krankfühlens* auf – eine Störung der Körperfunktionen – ohne akute Erkrankung.

Als ich vor fast fünfzig Jahren nach New York kam, litten meine ersten Patienten unter Migräneanfällen – gewöhnlicher Migräne, die ihren Namen dem Umstand verdankt, dass sie bei mindestens 10 Prozent der Bevölkerung vorkommt. (Ich selbst habe mein ganzes Leben unter solchen Anfällen gelitten.) Das Bemühen, diese Patienten zu behandeln, sie zu verstehen und ihnen zu helfen, war meine medizinische Grundausbildung und führte zu meinem ersten Buch, *Migräne.*

Obwohl es viele (man ist versucht zu sagen unzählige) mögliche Erscheinungsformen der gewöhnlichen Migräne gibt – in meinem Buch habe ich fast hundert beschrieben –, kündigt sie sich meist mit einem undefinierbaren, aber unverkennbaren Gefühl an, dass *etwas nicht stimmt.* Das ist genau das, was Emil du Bois-Reymond betonte, als er 1860 seine eigenen Migräneattacken beschrieb. Er erwache, schreibt er, «bei gestörtem Gemeingefühl»[38].

In seinem Fall (er bekam seit seinem zwanzigsten Lebensjahr etwa alle drei bis vier Wochen eine Migräne) begann es mit «einem leichten Schmerz in der rechten Schläfengegend, der ... um Mittag seine Höhe zu erreichen, gegen Abend zu vergehen pflegt ... Während der Ruhe ist der Schmerz erträglich, bei Bewegung aber wächst er zu betäubender Heftigkeit ... Er steigert sich synchron mit dem Puls der Schläfenarterie.» Während der Migräne veränderte du Bois-Reymond auch sein Aussehen: «Das Gesicht ist bleich und verfallen, das rechte Auge klein und gerötet.» Bei heftigeren Attacken verspürte er «Übelkeit» und eine «gastrische Störung».[39] Das «gestörte Gemeingefühl», das so häufig eine Migräne ankündigt, kann andauern und im Laufe einer Attacke immer heftiger werden; Patienten mit besonders heftigen Anfällen liegen in einem bleiernen Dämmerzustand, fühlen sich halb tot oder würden den Tod dieser Verfassung sogar vorziehen.*

Wie schon in der Einleitung zu *Migräne* zitiere ich hier du Bois-Reymonds Bericht, weil er zum einen so genau und anschaulich ist (was im Gegensatz zu heute für fast alle Fallberichte des 19. Jahrhunderts gilt), zum anderen aber und vor allem, weil er mir *exemplarisch* erscheint – zwar ist jeder Migräneanfall anders, aber alle sind sie Spielarten des von ihm beschriebenen Geschehens.

Die vaskulären und viszeralen Symptome der Migräne sind typisch für eine ungezügelte parasympathische Tätigkeit, aber ihnen kann auch ein physiologisch entgegengesetzter Zustand vorausgehen. Manchmal befindet man sich ein paar Stunden vor einer Migräne in einer energiegeladenen und euphorischen Verfassung – «gefährlich gut» fühle man sich, schreibt George Eliot. Genauso kann es, vor allem bei sehr intensiven Migräneanfällen, zu «Rebound-Effekten» kommen. Das zeigte sich außerordentlich deutlich bei einem meiner Patienten (Fall 68 in *Migräne*), einem jungen Mathematiker, der unter sehr hefti-

* Im zweiten Jahrhundert meinte Aretäus, dass Patienten in einem solchen Zustand «des Lebens überdrüssig sind und gut daran täten zu sterben». Derartige Gefühle müssen, obwohl sie durch eine Störung des autonomen Gleichgewichts hervorgerufen werden, mit den «zentralen» Teilen des vegetativen Nervensystems verbunden sein, in denen Gefühl, Stimmung, Empfindungen und (Kern-)Bewusstsein vermittelt werden – Stammhirn, Hypothalamus, Amygdala und anderen subkortikalen Strukturen.

gen Anfällen litt. Bei ihm folgte auf die Auflösung einer Migräne, während der er große Mengen blassen Urins ausschied, eine Flut originärer mathematischer Ideen. Wie wir allerdings feststellen mussten, führte die «Heilung» seiner Migräne auch zur «Heilung» seiner mathematischen Kreativität. Angesichts dieser seltsamen Wechselbeziehung zwischen Körper und Geist entschloss er sich, mit beiden zu leben.

Obwohl diese Situation bei einer Migräne nicht unüblich ist, kann es auch zu schnell wechselnden Fluktuationen und widersprüchlichen Symptomen kommen – ein Gefühl, das Patienten oft als «durcheinander sein» beschreiben. In diesem Zustand fühlt man sich (wie ich in *Migräne* schildere) «heiß oder kalt oder beides ... aufgedunsen und angespannt oder schlaff und schwächlich; man empfindet besondere Spannkraft oder Mattigkeit oder beides; man kann ... unter Spannungen und Beschwerden verschiedenster Art [leiden], die kommen und gehen».[40]

Tatsächlich kommt und geht alles. Könnte man mit bildgebenden Techniken das Körperinnere darstellen, würde man erkennen, wie sich Gefäße öffnen und schließen, die Darmtätigkeit schneller wird oder zum Stillstand kommt, die Eingeweide sich winden oder in Krämpfen zusammenziehen, die Sekretabsonderung plötzlich zu- oder abnimmt, ganz so, als befände sich das Nervensystem selbst in einem Zustand der Unentschlossenheit. Instabilität, Fluktuation und Schwankungen sind das Wesen dieses Zustandes, dieses «gestörten Gemeingefühls». Wir verlieren das selbstverständliche Empfinden des «Wohlergehens», das uns allen, und vielleicht auch den Tieren, eigen ist, solange wir gesund sind.

• • •

Wenn die Erinnerung an meine ersten Patienten neue Ideen über Krankheit und Gesundung – oder alte Ideen in neuer Form – auslöste, so gewannen sie eine unerwartete Bedeutung durch die ganz anderen Erfahrungen, die mich in den letzten Wochen beschäftigten.

Am Montag, den 16. Februar 2015, durfte ich von mir behaupten, dass es mir gutging; ich fühlte mich gesund – zumindest so gesund, wie es ein relativ aktiver Einundachtzigjähriger erhoffen konnte. Und das, obwohl man mir einen Monat zuvor mitgeteilt hatte, dass meine Leber größtenteils von Metastasen befallen ist. Man hatte mir verschiedene palliative Maßnahmen vorgeschlagen, die unter Umständen die Anzahl der Metastasen in meiner Leber verringern und mir ein paar weitere Monate Leben ermöglichen würden. Ich entschied mich dafür, dass mein interventioneller Radiologe einen Katheter bis zur Gabelung der Leberarterie führte und dann eine Riesenzahl winziger Kügelchen in die rechte Leberarterie injizierte. Diese sollten die winzigen Arterien verstopfen und den Metastasen dadurch die nötige Blut- und Sauerstoffversorgung vorenthalten, sodass sie verhungern und ersticken mussten. (Mein Radiologe, der eine Schwäche für drastische Metaphern hatte, erklärte, das sei so, als bringe man Ratten im Keller um oder – in einem etwas angenehmeren Vergleich – als mähe man Löwenzahn im Garten.) Falls sich diese Embolisation, wie die medizinische Bezeichnung des Verfahrens lautet, als erfolgreich und verträglich erweise, lasse sie sich auch auf der anderen Seite der Leber (am Löwenzahn im Vorgarten) durchführen.

Die Behandlung werde, obwohl relativ harmlos, eine große Anzahl von Melanom-Zellen abtöten (fast die Hälfte meiner Leber war von Metastasen befallen). Doch im Absterben würden diese Zellen eine Vielzahl von unangenehmen und schmerzhaften Stoffen freisetzen. Außerdem müssten sie, wie alle toten Substanzen, aus meinem Körper entfernt werden. Diese immense Entsorgungsarbeit werde von den Makrophagen übernommen. Das sind Zellen des Immunsystems, die darauf spezialisiert sind, fremdes oder totes Material im Körper zu vertilgen. Mein Arzt meinte, ich könne sie mir wie Millionen oder Milliarden winziger Spinnen vorstellen, die in mir herumkrabbelten, um die Melanomreste zu vernichten. Diese Herkulesarbeit auf Zellebene werde all meine Energie in Anspruch nehmen, sodass ich unter einer nie dagewesenen Müdigkeit leiden werde – von den Schmerzen und anderen Problemen ganz zu schweigen.

Ich bin froh, dass man mich vorgewarnt hatte, denn als ich am folgenden Tag (Dienstag, dem 17. Februar) bald nach der unter Vollnarkose durchgeführten Embolisation erwachte, wurde ich von grauenhaften Müdigkeits- und Schlafattacken gequält – diese Anfälle waren so abrupt, dass sie mich mitten im Satz außer Gefecht setzten oder wenn ich mir gerade einen Bissen Essen in den Mund schob. Manchmal überfielen sie mich, wenn Freunde mich besuchten und sich, kaum einen Meter von mir entfernt, laut unterhielten oder lachten. Ich fühlte mich außerordentlich schwach und träge. Nicht selten verfiel ich innerhalb von Sekunden in ein Delirium, selbst wenn ich gerade etwas schrieb. Ich fühlte mich extrem schwach und träge; gelegentlich saß ich bewegungslos da, bis mich zwei Helfer auf die Füße stellten und mich beim Gehen unterstützten. Während der Schmerz im Ruhezustand erträglich erschien, konnte eine unwillkürliche Bewegung – ein Niesen oder Schluckauf – eine Explosion, eine Art negativen Schmerzorgasmus auslösen, obwohl ich wie alle Patienten nach einer Embolisation eine ständige Infusion mit Betäubungsmitteln erhielt. Diese massive Zufuhr von Narkotika brachte meine Verdauung fast eine Woche lang zum Erliegen, sodass ich alles, was ich aß – ich hatte nicht den geringsten Appetit, musste aber «Nahrung zu mir nehmen», wie das Pflegepersonal es ausdrückte –, bei mir behielt.

Ein weiteres Problem, das nicht selten nach der Embolisation eines großen Teils der Leber auftritt, war die Ausschüttung von ADH, dem antidiuretischen Hormon, das eine enorme Flüssigkeitsansammlung in meinem Körper bewirkte. Meine Füße schwollen so an, dass sie kaum noch als Füße zu erkennen waren; außerdem bekam ich einen dicken Ödemring um den Leib. Diese «Hyperhydration» senkte die Natriumspiegel in meinem Blut, was wahrscheinlich meine Delirien verstärkte. Mit all dem und einer Vielzahl anderer Symptome – unter anderem einer instabilen Temperaturregulation, die zu einem ständigen Wechsel von Hitze- und Kälteempfindungen führte – fühlte ich mich grauenhaft. Es kam zu einer fast ins Unendliche gesteigerten Störung meines «Gemeingefühls». Immer wieder dachte ich, wenn dies von nun an mein Normalzustand sein sollte, wäre ich lieber tot.

Nach der Embolisation blieb ich noch sechs Tage im Krankenhaus, dann kam ich nach Hause. Obwohl ich mich noch immer schlechter fühlte als jemals zuvor in meinem Leben, ging es mir tatsächlich jeden Tag ein bisschen besser, minimal besser (und jeder erzählte mir, wie man es mit Kranken so tut, wie «toll» ich aussähe). Noch immer hatte ich plötzliche, unwiderstehliche Schlafattacken, aber ich zwang mich zu arbeiten und korrigierte die Fahnen meiner Autobiographie (obwohl ich manchmal mitten im Satz einschlief, den Kopf schwer auf dem Schreibtisch, die Hand den Federhalter umklammernd).

Die Tage nach der Embolisation wären ohne diese Aufgabe (die zugleich eine Freude war) schwer zu ertragen gewesen.

Am Tag zehn kam die Wende – am Morgen fühlte ich mich wie üblich grauenhaft, doch am Nachmittag war ich ein vollkommen anderer Mensch. Das war wunderbar und gänzlich unerwartet: Es gab überhaupt keine Anzeichen für eine solche Veränderung. Ich bekam etwas Appetit, meine Verdauung nahm ihre Arbeit wieder auf, und am 28. Februar und 1. März hatte ich eine gewaltige und befreiende Harnabsonderung, bei der ich im Laufe zweier Tage fast sieben Kilo verlor. Plötzlich war ich von physischer und kreativer Energie und einer fast an Hypomanie grenzenden Euphorie erfüllt. Ich lief auf dem Flur meines Apartmenthauses hin und her, während mir überschwängliche Gedanken durch den Kopf schossen.

Wie viel von dem war auf die Wiederherstellung des Gleichgewichts in meinem Körper zurückzuführen? Wie viel auf vegetative Rebound-Symptome nach einer vegetativen Depression? Wie viel auf andere physiologische Faktoren? Wie viel auf die reine Freude am Schreiben? Ich weiß es nicht. Aber mein verändertes Wesen und Fühlen kamen vermutlich dem sehr nahe, was Nietzsche nach einer längeren Krankheit in seiner Schrift *Die fröhliche Wissenschaft* so schwärmerisch formulierte:

> **Die Dankbarkeit strömt fortwährend aus, als ob eben das Unerwartetste geschehen sei, die Dankbarkeit eines Genesenden – denn die Genesung war dieses Unerwartetste … das Frohlocken der wiederkehrenden Kraft, des neu erwachten Glaubens an ein Morgen und Übermorgen, des plötzlichen Gefühls und Vorgefühls von Zukunft, von nahen Abenteuern, von wieder offenen Meeren …[41]**

KAPITEL NEUN

DER STROM DES BEWUSSTSEINS

«Zeit», heißt es bei Jorge Luis Borges, «ist der Stoff, aus dem ich gemacht bin. Zeit ist ein Strom, der mich davonträgt, doch ich bin der Strom.» Nicht nur unsere Bewegungen und Handlungen dehnen sich in der Zeit aus, sondern auch unsere Wahrnehmungen, unsere Gedanken, unsere Bewusstseinsinhalte. Wir leben in der Zeit, wir organisieren Zeit, wir sind Geschöpfe der Zeit durch und durch. Ist die Zeit, in der und durch die wir leben, kontinuierlich wie Borges' Strom? Oder gleicht sie eher einer Abfolge separater Augenblicke, die wie Perlen auf einer Schnur aufgereiht sind?

David Hume favorisierte im 18. Jahrhundert die Vorstellung separater Momente, denn für ihn war der Geist «lediglich ein Bündel oder eine Ansammlung verschiedener Wahrnehmungen, die mit unvorstellbarer Geschwindigkeit aufeinanderfolgen und fortwährend in Fluss und Bewegung sind».

Als William James 1890 seine *Principles of Psychology* schrieb, fand er die «Hume'sche Sichtweise», wie er sie nannte, effektiv und schwierig zugleich. Zunächst einmal schien sie kontraintuitiv zu sein. In seinem berühmten Kapitel «The Stream of Thought» betonte James, dass dem Träger des Gedankenflusses das Bewusstsein stets kontinuierlich erscheine, «ohne Brüche, Risse oder Unterteilungen», niemals «in Stücke zerlegt». Der Bewusstseinsinhalt könne sich fortwährend verändern, von einem Gedanken zum andern, von einem Wahrnehmungsgegenstand zum nächsten, ohne Unterbrechungen oder Zäsuren. Für James floss das Denken, deshalb führte er den Begriff «Bewusstseinsstrom» ein. Allerdings fragte er sich: «Ist Bewusstsein in Wirklichkeit diskontinuierlich ... Oder erscheint es nur sich selbst kontinuierlich infolge einer Täuschung, die der des Zootrops gleicht?»

Vor 1830 hatte man (wenn man nicht ein entsprechendes Modell bastelte) keine Möglichkeit, bewegte Darstellungen oder Bilder zu produzieren. Die meisten Menschen wären auch nicht auf die Idee gekommen, dass man mittels Standbildern den Anschein oder die Illusion von Bewegung erwecken könne. Wie sollten einzelne Bilder in der Lage sein, den Eindruck von Bewegung hervorzurufen, wenn sie selbst völlig unbewegt waren? Der bloße Gedanke war paradox, ein Widerspruch in sich. Aber das Zootrop bewies, dass Einzelbilder im Gehirn so miteinander verschmolzen werden konnten, dass sie die Illusion einer kontinuierlichen Bewegung erzeugten.

Zootrope (und viele ähnliche Geräte mit einer Vielzahl von Namen) waren zu James' Lebzeiten außerordentlich beliebt, und es gab kaum einen viktorianischen Haushalt ohne Zootrop. Diese Instrumente enthielten eine Trommel oder Scheibe, auf die man eine Folge von Zeichnungen – Standbilder von laufenden Tieren, Ballspiele, Akrobaten in Bewegung, wachsende Pflanzen – gemalt oder geklebt hatte. Wenn die Trommel oder Scheibe gedreht wurde, huschten die Zeichnungen in rascher Folge am Auge des Betrachters vorbei und verwandelten sich plötzlich, sobald sie eine kritische Geschwindigkeit erreicht hatten, in ein einziges, in stetiger Bewegung befindliches Bild.

Obwohl Zootrope beliebte Spielzeuge waren, die eine magische Illusion von Bewegung vermittelten, waren sie ursprünglich (häufig von Wissenschaftlern oder Philosophen) für einen ernsthaften Zweck entwickelt worden: Sie sollten die Mechanismen der tierischen Bewegung und des Sehens erhellen.

Hätte James einige Jahre später geschrieben, hätte er den Film als Vergleich gewählt. Ein Film mit seinem dichten Strom thematisch verknüpfter Bilder, seiner visuellen Erzählung, die auf den Standpunkt und die Werte des Regisseurs bezogen ist, ist wahrlich keine schlechte Metapher für den Bewusstseinsstrom.

Die technischen und begrifflichen Mittel des Kinos – Zoomen, Überblenden, Abblenden, Auslassungen, Anspielungen, Assoziationen und Gegenüberstellungen aller Art – sind ein ziemlich genaues Abbild der vielfältigen Strömungen und Wendungen des Bewusstseins.

Henri Bergson verwendete diesen Vergleich 1907 in seinem Werk *Évolution creatrice* (dt.: *Schöpferische Evolution*, Hamburg 2013) und widmete ihm ein ganzes Kapitel mit dem Titel «Der kinematographische Mechanismus des Denkens und die mechanistische Illusion». Aber wenn Bergson von der «Kinematographie» als einem elementaren Mechanismus von Gehirn und Geist sprach, so war das für ihn insofern eine ganz spezielle Art von Kinematographie, als sich die «Schnappschüsse» nicht voneinander trennen ließen, sondern organisch miteinander verbunden waren. In seinem Buch *Zeit und Freiheit* schrieb er, dass sich solche Wahrnehmungsmomente gegenseitig durchdrängen wie die Töne einer Melodie und miteinander verschmölzen (im Gegensatz zu den leeren, aufeinanderfolgenden Schlägen eines Metronoms).

Auch James betonte Verbundenheit und Zusammenführung. Für ihn waren diese Momente mit allen Wegstrecken und Inhalten des Lebens verknüpft:

> In das Wissen um irgendeinen anderen – früheren oder künftigen, nahen oder fernen – Teil des Stroms mischt sich immer unser Wissen um die gegenwärtigen Verhältnisse.
> … Dieses Verweilen alter Objekte und Eintreffen neuer sind die Keime von Gedächtnis und Erwartung, des zurückblickenden und vorausschauenden Zeitempfindens. Sie verleihen dem Bewusstsein jene Kontinuität, ohne die es nicht als Strom bezeichnet werden könnte.

In demselben Kapitel über die Wahrnehmung der Zeit zitiert James eine faszinierende Spekulation von James Mill (dem Vater von John Stuart Mill) über die Frage, wie das Bewusstsein wohl aussähe, wenn es diskontinuierlich wäre, eine Schnur mit perlenähnlichen, separaten Empfindungen und Vorstellungen:

> All unser Wissen wäre immer auf den gegenwärtigen Augenblick beschränkt. In dem Moment, wo unsere Sinneswahrnehmungen aufhörten, dürften sie für immer verloren sein, und wir wären wohl so, als wären wir nie gewesen … wir hätten keinerlei Möglichkeit, Erfahrung zu erwerben.

James fragt sich, ob unsere Existenz unter solchen Umständen tatsächlich möglich wäre, soll heißen mit einem Bewusstsein, das reduziert wäre «auf den Funken eines Glühwürmchens, … während ringsum alles in vollkommene Finsternis getaucht wäre». Das ist genau die Situation, in der sich ein Amnestiker befindet, obwohl der «Moment» hier ein paar Sekunden lang sein kann. Als ich in dem Buch *Der Mann, der seine Frau mit einem Hut verwechselte* von meinem amnestischen Patienten Jimmie berichtete, dem «verlorenen Seemann», schrieb ich:

> **Er befindet sich gewissermaßen ständig in der Isolation eines einzigen Augenblicks, umgeben von einem tiefen Graben des Vergessens ... Er ist ein Mann ohne Vergangenheit (oder Zukunft), der in einer sich fortwährend wandelnden, bedeutungslosen Gegenwart gefangen ist.**[42]

...

Waren James und Bergson einer Wahrheit auf der Spur, als sie die visuelle Wahrnehmung – und sogar den Bewusstseinsstrom selbst – mit mechanischen Geräten wie Zootropen und Filmkameras verglichen? «Nimmt» das Auge-Hirn-System tatsächlich perzeptive Standbilder «auf» und verschmilzt sie dann auf irgendeine Weise, um ihnen einen Anstrich von Kontinuität und Bewegung zu geben? Zu Lebzeiten der beiden Philosophen ließ sich diese Frage nicht eindeutig beantworten.

Es gibt eine seltene, aber dramatische neurologische Störung, unter der eine Anzahl meiner Patienten bei Migräneanfällen litt: In solchen Fällen verlieren die Betroffenen die Fähigkeit zur Wahrnehmung visueller Kontinuität und Bewegung und sehen stattdessen eine flimmernde Folge von «Standbildern». Manchmal sind die Bilder sehr scharf und folgen einander, ohne sich zu überlagern. In der Regel aber sind die Bilder verschwommen, als wären sie zu lange belichtet worden; sie bleiben so lange sichtbar, bis das nächste auftaucht, sodass sich drei oder vier von ihnen, die früheren zunehmend verblassend, überlagern können. (Dieser Effekt ähnelt manchen «Chronofotografien» von Étienne-Jules Marey aus den 1880er Jahren, auf denen man auf einer einzigen Platte die Überlagerung einer ganzen Reihe von fotografischen Momenten oder Standbildern sieht.)*

Solche Anfälle sind kurz, selten und lassen sich kaum vorhersagen oder auslösen. Vielleicht ist das der Grund, warum ich in der medizinischen Literatur keine brauchbaren Beschreibungen dieser Phänomene finden kann. Als ich 1970 darüber in meinem Buch *Migräne* schrieb, verwendete ich den Ausdruck «kinematographisches Sehen» für sie, weil die Patienten sie immer mit zu langsam abgespulten Filmen verglichen. Ich erklärte, dass das «Flimmern», die Bildfrequenz, in diesen Episoden zwischen sechs und zwölf Bildern pro Sekunde liege. Auch

* Étienne-Jules Marey war in Frankreich, wie Eadweard Muybridge in den Vereinigten Staaten, ein Pionier auf dem Gebiet der Serienfotografie – einer Reihe rasch aufeinanderfolgender Momentaufnahmen. Solche Fotoreihen konnten um die Trommel eines Zootropen drapiert werden, um einen kurzen «Film» zu erzeugen, mit Hilfe solcher Serienaufnahmen ließ sich eine Bewegung aber auch in ihre Einzelelemente zerlegen, sodass man die zeitliche Organisation und Biodynamik tierischer und menschlicher Bewegung analysieren konnte. Dem galt Mareys besonderes Interesse als Physiologe, und zu diesem Zweck überlagerte er seine Bilder – ein Dutzend oder zwanzig Bilder im Zeitraum einer Sekunde – auf einer einzigen Platte. Solche Komposit-Fotografien erfassten tatsächlich eine gewisse Zeitspanne; aus diesem Grund nannte man sie «Chronofotografien». Mareys Fotos wurden zum Vorbild für alle nachfolgenden wissenschaftlich-fotografischen Bewegungsstudien und auch zur Anregung für Künstler (man denke an Duchamps berühmten *Akt, eine Treppe herabsteigend*, den Duchamp selbst als «statisches Bewegungsbild» bezeichnete).
In ihrer faszinierenden Monographie *Picturing Time* beschreibt Marta Braun Mareys Werk, während Rebecca Solnit in *River of Shadows: Eadweard Muybridge and the Technological Wild West* Muybridge und seinen Einfluss untersucht.

in Fällen von Migräne-Delirien kann es zu einer Flimmern-Frequenz von kaleidoskopartigen Mustern oder Halluzinationen kommen. (Das Flimmern beschleunigt sich manchmal, um den Eindruck einer normalen Bewegung wiederherzustellen.)

Das war ein verblüffendes visuelles Phänomen, für das es in den 1960er Jahren keine vernünftige physiologische Erklärung gab. Aber ich konnte nicht umhin, mich zu fragen, ob die visuelle Wahrnehmung auf eine sehr reale Weise der Kinematographie entsprechen könnte, das heißt, ob sie die visuelle Umgebung kurz und momentan in kurzen, statischen Rahmen- oder «Standbildern» erfasste und sie unter normalen Umständen miteinander verschmolz, sodass der visuelle Eindruck seinen üblichen Charakter der Bewegung und Kontinuität bekam – während diese Fusion unter den außerordentlich abnormen Bedingungen der Migräneattacken nicht zustande kam.

Solche visuellen Effekte können auch bei bestimmten epileptischen Anfällen auftreten und Begleiterscheinungen von Rauschzuständen sein (besonders nach der Einnahme von Halluzinogenen wie LSD). Außerdem finden noch andere ungewöhnliche visuelle Effekte statt. Bewegte Objekte können eine Schmierspur hinterlassen, Bilder wiederholen sich, oder Nachbilder bleiben länger als üblich sichtbar.*

* Das habe ich selbst erlebt, nachdem ich Sakau getrunken hatte, ein in Mikronesien sehr beliebtes Rauschmittel. Ich habe seine Wirkung in einem Tagebuch festgehalten und später in meinem Buch *Die Insel der Farbenblinden* veröffentlicht:
Geisterhafte Blütenblätter leuchten an einer Blume auf dem Tisch, umgeben sie wie ein Halo; bewegt man sie, hinterlässt sie eine leichte Spur, einen visuellen Schmierschatten. Als ich eine Palme betrachte, die im Wind wedelt, sehe ich eine Folge von Standbildern, wie ein Film, der, zu langsam abgespult, seine Kontinuität verliert.[43]

Ähnliche Beschreibungen hörte ich Ende der 1960er Jahre von einigen meiner postenzephalitischen Patienten, als sie «erwachten» und durch die Einnahme des Wirkstoffs L-Dopa in einen besonders übererregten Zustand gerieten. Manche Patienten berichteten von kinematischem Sehen, andere von ungewöhnlichen, manchmal stundenlangen «Stillständen», in denen der visuelle Fluss erstarrte und mit ihnen der Strom der Bewegungen, Handlungen und der Gedanken selbst.

Besonders ausgeprägt waren diese Stillstände bei Hester Y. Einmal wurde ich auf die Station gerufen, weil Mrs. Y. begonnen hatte, sich ein Bad einlaufen zu lassen und das Badezimmer jetzt unter Wasser stand. Als ich eintraf, stand sie vollkommen bewegungslos in der Mitte der Überschwemmung.

Sie fuhr zusammen, als ich sie berührte, und fragte: «Was ist passiert?»

«Sagen Sie es mir», antwortete ich.

Sie sagte, sie habe begonnen, sich ein Bad einlaufen zu lassen, und es seien zwei oder drei Zentimeter Wasser in der Wanne gewesen ... Und dann hätte ich sie berührt, und sie habe plötzlich bemerkt, dass die Wanne offenbar übergelaufen sei und eine Überschwemmung verursacht habe. Sie sei in dem Augenblick, als die wenigen Zentimeter Wasser in der Wanne gestanden hätten, vollkommen erstarrt und wie gelähmt gewesen.

Solche Zustände zeigen, dass das Bewusstsein über erhebliche Zeiträume zum Stillstand gebracht werden kann, während automatische, nicht bewusste Funktionen – beispielsweise Körperhaltung oder Atmung – beibehalten werden wie vorher.

Ein anderes verblüffendes Beispiel für perzeptiven Stillstand lässt sich anhand einer bekannten optischen Täuschung demonstrieren, dem Necker-Würfel. Wenn wir diese uneindeutige perspektivische Zeichnung eines Würfels betrachten, ändert sich die Perspektive in der Regel alle paar Sekunden – einmal kippt der Würfel nach vorn, dann nach hinten, dann wieder nach vorn – und offenbar lässt sich dieses Vor- und Zurückkippen der Perspektive auch bei größter Anstrengung nicht verhindern. Dabei ändert sich die Zeichnung selbst nicht im Geringsten, ebenso wenig ihr Netzhautbild. Das Kippen ist ein rein kortikaler Prozess, ein Konflikt im Bewusstsein selbst, das zwischen zwei möglichen perzeptiven Interpretationen hin und her gerissen ist. Dieser unwillkürliche Perspektivenwechsel wird bei allen normalen Versuchspersonen beobachtet und lässt sich durch funktionelle bildgebende Verfahren darstellen. Doch ein postenzephalitischer Patient wird die gleiche unveränderte Perspektive unter Umständen minuten- oder stundenlang sehen.*

Offenbar kann der normale Bewusstseinsstrom nicht nur zerstückelt, in kleine, schnappschussartige Teile zerlegt werden, sondern er kann gelegentlich auch über Stunden stillgelegt werden. Das fand ich noch verwirrender und unheimlicher als das kinematographische Sehen, denn seit William James galt

* Wie ich in meinem Buch *Der einarmige Pianist* ausführe, kann die Musik mit ihrem rhythmischen Fluss von entscheidender Bedeutung für solche Erstarrungszustände sein, weil sie den Patienten ermöglicht, den Fluss ihrer Bewegungen, Wahrnehmungen und Gedanken wiederaufzunehmen. Manchmal scheint die Musik als eine Art Modell oder Vorlage für das Zeit- und Bewegungsgefühl zu dienen, das die Patienten vorübergehend verloren haben. So wird ein Parkinson-Patient mitten in einem Stillstand möglicherweise in die Lage versetzt, sich zu bewegen oder sogar zu tanzen, wenn ihm Musik vorgespielt wird. Neurologen verwenden übrigens intuitiv musikalische Begriffe, wenn sie den Parkinsonismus als «Bewegungsstottern» und normale Bewegungen als «Bewegungsmelodie» bezeichnen.

der eherne Grundsatz, dass sich das Bewusstsein seiner Natur nach in steter Veränderung befinde und immer im Fluss sei. Nun wurde dieses Dogma durch meine klinische Erfahrung in Zweifel gezogen.

Daher war ich besonders fasziniert, als Josef Zihl und seine Kollegen von der Münchner Universität 1983 eine sehr eingehend beschriebene Fallstudie veröffentlichten, in der sie von einer Frau berichteten, deren Fähigkeit, Bewegung wahrzunehmen, nach einem Schlaganfall dauerhaft gestört war. Der Schlaganfall schädigte spezifische Areale des visuellen Kortex, die von entscheidender Bedeutung für die Bewegungswahrnehmung sind, wie Forscher an Versuchstieren nachgewiesen haben. Bei dieser Patientin, die sie L. M. nannten, traten sogenannte «Freeze Frames» (erstarrte Einzelbilder) auf, die mehrere Sekunden andauerten – ein Zeitraum, in dem Frau M. ein regungsloses Bild erblickte und keinerlei Bewegung in ihrer Umgebung bemerkte, obwohl der Fluss ihrer Gedanken und Wahrnehmungen ansonsten normal war. Beispielsweise begann sie eine Unterhaltung mit einem vor ihr stehenden Freund, war aber nicht in der Lage, die Lippenbewegungen oder den Wechsel der Gesichtsausdrücke bei ihrem Gesprächspartner wahrzunehmen. Und wenn der Freund um sie herumging und sich hinter ihr befand, «sah» Frau M. diesen Mann unter Umständen weiterhin vor sich, obwohl seine Stimme inzwischen hinter ihr erklang. Sie erblickte ein Auto «erstarrt» in einiger Entfernung, musste aber, als sie die Straße überqueren wollte, zur Kenntnis nehmen, dass es sie fast erreicht hatte. Manchmal hatte sie einen «Gletscher» vor Augen, einen gefrorenen Strahl Tee, der aus der Tülle der Teekanne kam, doch dann begriff sie, dass die Tasse längst übergelaufen war und eine Pfütze Tee auf dem

Tisch hinterlassen hatte. Diese Situation war außerordentlich befremdend und manchmal sehr gefährlich.

Es gibt eindeutige Unterschiede zwischen kinematographischem Sehen und der Art von Bewegungsblindheit, die von Zihl beschrieben wird, möglicherweise auch zwischen diesen Phänomenen und den sehr langen visuellen und manchmal auch globalen Erstarrungszuständen, in denen sich einige postenzephalitische Patienten befinden. Diese Unterschiede lassen darauf schließen, dass es verschiedene Mechanismen oder Systeme für die Wahrnehmung visueller Bewegung und für die Kontinuität des visuellen Bewusstseins gibt und dass sich diese Annahme mit den Forschungsdaten aus Wahrnehmungsexperimenten und psychologischen Untersuchungen deckt. Einige oder alle diese Mechanismen können Störungen unterliegen, wie wir aus der Beobachtung von bestimmten Rauschzuständen, Migräneanfällen und Hirnläsionen wissen – aber können sie sich auch unter normalen Bedingungen zeigen?

Es gibt ein recht alltägliches Beispiel, das den meisten Menschen bekannt sein dürfte und den einen oder anderen von uns vielleicht auch schon mal ins Grübeln gebracht hat, der Anblick von gleichmäßig rotierenden Objekten – Ventilatoren, Rädern, Propellerblättern –, der die normale Kontinuität der Bewegung zu unterbrechen scheint. Manchmal genügt es auch schon, dass wir an einem Lattenzaun vorbeigehen. Wenn ich im Bett liege und auf den Ventilator an meiner Decke blicke, habe ich gelegentlich den plötzlichen Eindruck, die Blätter drehten sich ein paar Sekunden in die entgegengesetzte Richtung, bevor sie ihre ursprüngliche Vorwärtsbewegung wiederaufnehmen. Gelegentlich scheint der Ventilator zu schweben oder stillzustehen, und dann wieder entsteht der Eindruck, er bekomme zusätzliche Blätter oder dunkle Streifen, die breiter als die Blätter sind.

Das ähnelt einem Phänomen, das wir aus Filmen kennen; manchmal scheinen sich dort die Räder einer Postkutsche langsam rückwärts zu drehen oder fast zum Stillstand zu kommen. Dieser Wagenrad-Effekt, wie er genannt wird, entsteht durch eine mangelhafte Synchronisation zwischen der Bildfrequenz des Films und der Rotation der Räder. Aber ich kann auch einen echten Wagenrad-Effekt erleben, wenn ich am Morgen, sobald das Sonnenlicht mein Zimmer überflutet und alles in ein gleichmäßiges, kontinuierliches Licht taucht, auf meinen Ventilator blicke. Gibt es dann irgendein Flimmern oder einen Synchronisationsmangel in meinen eigenen Wahrnehmungsmechanismen – wiederum analog zur Wirkungsweise einer Filmkamera?

Dale Purves und seine Kollegen haben den Wagenrad-Effekt sehr eingehend untersucht und dabei bestätigt, dass diese optische Täuschung oder Fehlwahrnehmung bei all ihren Versuchspersonen auftrat. Nach Ausschluss aller anderen möglichen Ursachen für die Diskontinuität (blinkendes Licht, Augenbewegungen etc.) kamen sie zu dem Schluss, das Sehsystem müsse Informationen «in sequenziellen Episoden» mit einer Frequenz von drei bis zwanzig Episoden pro Sekunde verarbeiten. Normalerweise werden diese sequenziellen Bilder als ein ununterbrochener Wahrnehmungsstrom erlebt. Purves meint sogar, wir fänden Filme nur deshalb überzeugend, weil wir selbst Zeit und Wirklichkeit wie eine Filmkamera in Teilelemente zerstückeln, in separate Standbilder, die wir dann wieder zu einem scheinbar kontinuierlichen Strom zusammenfügen.

Nach Purves' Ansicht ist es genau diese Zerlegung des

Gesehenen in eine Abfolge von Augenblicken, die dem Gehirn ermöglicht, Bewegung zu entdecken und zu berechnen, denn es braucht sich unter diesen Umständen nur die sich von Bild zu Bild verändernden Objektpositionen zu merken und anhand dieser Unterschiede die Richtung und Geschwindigkeit der Bewegung rechnerisch zu bestimmen.

...

Doch das reicht noch nicht aus, denn wir berechnen Bewegungen nicht einfach wie Roboter, wir *nehmen* sie auch *wahr.* Wir nehmen Bewegung wahr, wie wir Farbe oder Tiefe wahrnehmen, als eine spezifische qualitative Erfahrung, die von entscheidender Bedeutung für unser visuelles Erleben und Bewusstsein ist. Bei der Genese der Qualia, der Verwandlung einer objektiven zerebralen Berechnung in eine subjektive Erfahrung, geschieht etwas, was unser Verständnis übersteigt. Philosophen streiten sich endlos über die Frage, wie sich diese Umwandlung vollzieht und ob wir jemals in der Lage sein werden, sie zu verstehen.

James dachte sich das Zootrop als eine Metapher für das bewusste Gehirn, und Bergson verglich es mit der Kinematographie, aber das waren natürlich nur unbefriedigende Analogien und Bilder. Erst in den letzten zwanzig oder dreißig Jahren konnte die Neurowissenschaft überhaupt daran denken, nach dem neuronalen Substrat zu forschen.

Nachdem die neurowissenschaftliche Bewusstseinsforschung bis in die 1970er Jahre praktisch nicht stattgefunden hatte, ist sie jetzt zu einem zentralen Anliegen geworden, das sich Wissenschaftler in der ganzen Welt zu eigen gemacht haben. Heute ist jede Ebene des Bewusstseins Gegenstand intensiver Forschung, von den elementarsten Wahrnehmungsmechanismen (Mechanismen, die nicht nur wir, sondern auch viele Tiere besitzen) bis zu den höheren Sphären von Gedächtnis, Vorstellungsvermögen und selbstreflexivem Bewusstsein.

Ist es möglich, die fast unvorstellbar komplexen Prozesse zu bestimmen, die die neuronalen Korrelate von Denken und Bewusstsein bilden? Falls wir es überhaupt können, müssen wir uns vorstellen, dass in unserem Gehirn mit seinen hundert Milliarden Neuronen, jedes mit eintausend oder mehr synaptischen Verbindungen, in Bruchteilen einer Sekunde gut eine Million Neuronengruppen oder -verbände entstehen oder ausgewählt werden, wobei auf jede Gruppe eintausend bis zehntausend Neuronen kommen. (Edelman spricht hier von «hyperastronomischen» Größenordnungen.) Alle diese Verbände, die, wie die «Millionen hin und her schießenden Schiffchen» auf Sherringtons verzaubertem Webstuhl, miteinander kommunizieren und mehrere Male in der Sekunde ihre ständig wechselnden, aber immer bedeutungsvollen Muster weben.

Wir können auch nicht ansatzweise erfassen, wie dicht und vielfältig das alles ist, wie komplex sich die verschiedenen Schichten des Bewusstseinsstroms überlagern und gegenseitig beeinflussen, während er, sich ständig wandelnd, durch unseren Geist fließt. Auch die Kunst in ihren höchsten Ausprägungen – ob im Film, dem Theater oder der erzählenden Literatur – kann nicht die leiseste Vorstellung von der Realität des menschlichen Bewusstseins vermitteln.

Inzwischen ist es möglich, die Aktivität von einhundert oder mehr Neuronen im Gehirn gleichzeitig aufzuzeichnen und dabei die nicht unter Narkose gesetzten Versuchstiere einfache perzeptive und logische Aufgaben ausführen zu lassen. Außerdem untersuchen wir die Aktivität und Interaktionen großer Hirnregionen mit Hilfe von bildgebenden Techniken wie funktionellen MRTs und PET-Scans. Dank solcher nichtinvasiven Techniken kann an menschlichen Probanden untersucht werden, welche Areale des Gehirns bei komplexen geistigen Tätigkeiten aktiviert werden.

Neben den physiologischen Studien gibt es das relative neue Feld der computergestützten neuronalen Modellbildung, bei der man anhand von Populationen oder Netzwerken virtueller Neuronen untersucht, wie sie sich in Reaktion auf verschiedene Reize und Einschränkungen neu organisieren.

Mit all diesen technischen Ansätzen und Konzepten, die früheren Generationen noch nicht zur Verfügung standen, begibt man sich heute auf die Suche nach den neuronalen Korrelaten des Bewusstseins und nimmt damit an dem aufregendsten Abenteuer der heutigen Neurowissenschaft teil. Eine entscheidende Neuerung war das Denken in Populationen, in Begriffen, die die gewaltige Größe der Neuronenpopulationen zugrunde legen und berücksichtigen, dass unsere Erfahrungen in der Lage sind, die Stärke der Neuronenverbindungen gezielt zu verändern und die Bildung funktioneller Gruppen oder Konstellationen von Neuronen zu fördern – Gruppen, die die Organisation unserer Erfahrungen erleichtern.

Statt das Gehirn als rigiden, in seinen Abläufen ein für alle Mal festgelegten Mechanismus zu betrachten, der wie ein Computer programmiert ist, folgt man heute dem weit biologischeren und leistungsfähigeren Ansatz der «Erfahrungsselektion» – der Annahme, dass die Erfahrung buchstäblich die Konnektivität und Funktion des Gehirns prägt (natürlich innerhalb bestimmter genetischer, anatomischer und physiologischer Grenzen).

Eine solche Selektion neuronaler Gruppen (Gruppen, die aus vielleicht eintausend einzelnen Neuronen bestehen) und ihr lebenslanger Einfluss auf die Gehirnorganisation eines Individuums entsprechen nach Ansicht von Neurowissenschaftlern der Evolution der Arten; daher spricht Gerald M. Edelman, der in den 1970er Jahren als einer der Ersten diese Thesen entwickelte, von «neuronalem Darwinismus». Jean-Pierre Changeux, den eher die Verbindungen zwischen einzelnen Neuronen interessierten, nennt es den «Darwinismus der Synapsen».

William James hat immer erklärt, das Bewusstsein sei keine «Sache», sondern ein «Prozess». Die neuronale Basis dieser Prozesse ist nach Edelman eine dynamische Interaktion zwischen neuronalen Gruppen in verschiedenen Regionen des Kortex sowie zwischen dem Kortex und dem Thalamus nebst anderen Teilen des Gehirns. Das Bewusstsein entstehe, so Edelman weiter, aus der ungeheuren Zahl reziproker Interaktionen zwischen Gedächtnissystemen in den vorderen Gehirnregionen und Systemen, die mit der Wahrnehmungskategorisierung in den hinteren Hirnregionen befasst sind.*

* Es gibt keine Paradigmen oder Konzepte, die den Forschern völlig unvorbereitet in den Schoß fallen, mögen sie auch noch so originär sein. Zwar entstanden die Populationstheorien in Bezug auf das Gehirn erst in den 1970er Jahren, doch es gab fünfundzwanzig Jahre zuvor einen wichtigen Vorläufer: *The Organization of Behavior,* Donald Hebbs bekanntes Buch aus dem Jahr 1949. Hebb versuchte, die große Kluft zwischen Neurophysiologie und Psychologie mit einer allgemeinen Theorie zu schließen, die neuronale Prozesse mit mentalen verknüpfte und insbesondere zeigte, wie Erfahrung das Gehirn verändern kann. Das Potenzial für solche Veränderungen war nach Hebbs Überzeugung in den Synapsen angesiedelt, die die Gehirnzellen miteinander verbinden. Hebbs Hypothese wurde bald bestätigt und schuf die Voraussetzung für neue Denkweisen. Wir wissen heute, dass ein einziges Neuron in unserem Gehirn bis zu zehntausend Synapsen besitzen kann und dass das

• • •

Auch Francis Crick und sein Kollege Christof Koch waren Pioniere auf dem Gebiet, auf dem man sich mit den neuronalen Grundlagen des Bewusstseins befasste. Schon zu Beginn ihrer Zusammenarbeit in den 1980er Jahren konzentrierten sie sich auf die elementare visuelle Wahrnehmung und Verarbeitung, wobei sie von der Annahme ausgingen, dass der visuelle Kortex am ehesten der empirischen Forschung zugänglich sei und als Modell für die Untersuchung und Erklärung immer höherer Formen des Bewusstseins dienen könne.*

In dem Forschungsüberblick «A Framework for Consciousness» stellten Crick und Koch Vermutungen über die neuronalen Korrelate der Bewegungswahrnehmung an und gingen der Frage nach, wie visuelle Kontinuität wahrgenommen oder konstruiert werde und, in Fortsetzung dieses Gedankengangs, wie die scheinbare Kontinuität des Bewusstseins zustande komme. Ihre These lautete: Die «bewusste Wahrnehmung [des Sehens] beruht auf einer Reihe statischer Schnappschüsse, die einen ‹Anstrich› von Bewegung haben ... [und] diese Wahrnehmung findet in diskreten Zeitabschnitten statt».

Als ich zum ersten Mal auf diesen Abschnitt stieß, war ich verblüfft, weil ihre Formulierung genau von dem Bewusstseinsbegriff auszugehen schien, über den James und Bergson

Gehirn bis zu hundert Billionen solche Verbindungsstellen aufweist. Folglich sind die Veränderungsmöglichkeiten praktisch unbegrenzt. Jeder Neurowissenschaftler in der Bewusstseinsforschung ist also Hebb verpflichtet.

* Einen sehr lebendigen und persönlichen Bericht über ihre gemeinsame Arbeit und die Suche nach der neuronalen Basis des Bewusstseins liefert Koch in seinem Buch *Bewusstsein, ein neurologisches Rätsel.*

ein Jahrhundert zuvor spekuliert hatten und mit dem auch ich mich beschäftigte, seit mir meine Migräne-Patienten in den 1960er Jahren zum ersten Mal vom kinematographischen Sehen berichtet hatten. Hier ging es jedoch um mehr, nämlich um die Suche nach einem möglichen, in neuronaler Aktivität verankerten Substrat des Bewusstseins.

Crick und Koch hielten die «Schnappschüsse», die sie postulierten, nicht für so gleichförmig wie die Standbilder eines Films. Die Dauer der aufeinanderfolgenden Schnappschüsse sei nicht konstant, meinten sie; außerdem könne beispielsweise der Schnappschuss der Form zu einem anderen Zeitpunkt stattfinden als der der Farbe. Während dieser für die eintreffenden visuellen Sinnesdaten zuständige «Schnappschuss-Mechanismus» wahrscheinlich ein ziemlich einfaches und automatisches System sei, ein neuronaler Mechanismus niedriger Ordnung, müsse jedes Perzept eine große Zahl visueller Attribute enthalten, die auf einer vorbewussten Ebene alle miteinander verbunden seien.*

Wie werden also die verschiedenen Schnappschüsse «zusammengesetzt», um die scheinbare Kontinuität herzustellen, und wie erreichen sie die Ebene des Bewusstseins?

Während beispielsweise die Wahrnehmung einer bestimm-

* Eine Hypothese zur Erklärung der Bindungsmechanismen geht von der Synchronisation der Aktivität in einer Reihe sensorischer Areale aus. Manchmal klappt der Prozess nicht. Crick berichtete 1994 in seinem Buch *The Astonishing Hypothesis* (dt.: «Was die Seele wirklich ist», München 1994) von einem komischen Scheitern dieser Zusammenbindung der Attribute. Ein Freund habe auf einer belebten Straße einen Kollegen «gesehen» und machte bereits Anstalten, ihn anzusprechen, als er bemerkt habe, dass der schwarze Bart zu einem anderen Passanten gehörte, während wieder ein anderer Besitzer der Glatze und der Brille gewesen sei.

ten Bewegung durch Neuronen repräsentiert werden kann, die in den Bewegungszentren des visuellen Kortex mit einer bestimmten Frequenz feuern, so ist das doch nur der Beginn eines komplexen Prozesses. Um ins Bewusstsein zu gelangen, muss die neuronale Aktivität oder irgendeine höhere Repräsentation dieser Erregung eine bestimmte Intensitätsschwelle überschreiten und auf diesem Niveau gehalten werden; Bewusstsein ist für Crick und Koch ein Schwellenphänomen. Um die neuronale Erregung im erforderlichen Maße beizubehalten, muss diese Neuronengruppe andere Hirnstrukturen einbeziehen (in der Regel die Frontallappen) und sich mit Millionen weiteren Neuronen zu einer «Koalition» verbünden. Nach der Vorstellung der Autoren können sich solche Koalitionen in Bruchteilen von Sekunden bilden und wieder auflösen, was gegenseitige Verbindungen zwischen dem visuellen Kortex und vielen anderen Hirnregionen voraussetzt. Diese neuronalen Koalitionen in verschiedenen Hirnarealen kommunizieren in Form fortwährender Interaktionen miteinander. So betrachtet, könnte ein einziges visuelles Perzept auf den parallelen und sich gegenseitig beeinflussenden Aktivitäten von Milliarden Nervenzellen beruhen.

Schließlich muss die Aktivität einer Koalition oder einer Koalition von Koalitionen nicht nur eine Intensitätsschwelle überschreiten, um ins Bewusstsein zu gelangen, sondern auch eine Zeitlang auf diesem Niveau verweilen – etwa hundert Millisekunden. Das ist die Dauer eines «Wahrnehmungsaugenblicks» *(perceptual moment)**.

* Der Begriff «Wahrnehmungsmoment» wurde erstmals in den 1950er Jahren von dem Psychologen J. M. Stroud in dem Artikel «The Fine Structure of Psychological Time» verwendet. Der Wahrnehmungsmoment war für

Um die scheinbare Kontinuität des visuellen Bewusstseins zu erklären, postulieren Crick und Koch, dass es bei der Aktivität der Koalition zu einer «Hysterese» kommt, also einer Fortdauer über den Reiz hinaus. Diese Idee ist bis zu einem gewissen Grad mit dem «Phi-Effekt» oder der Nachbildwirkung vergleichbar, mit der man sich im 19. Jahrhundert theoretisch auseinanderzusetzen begann.* In seinem *Handbuch der physiologischen Optik* schrieb Hermann von Helmholtz 1867: «Die Wiederholung des Eindrucks muss zu dem Ende nur so schnell geschehen, dass die Nachwirkung eines jeden Eindrucks noch nicht merklich nachgelassen hat, wenn der nächste eintritt.»[44] Helmholtz und seine Zeitgenossen vermuteten, dass diese Nachwirkungen auf der Netzhaut auftreten, doch für Crick und Koch sind sie in den neuronalen Koalitionen des Kortex angesiedelt. Mit anderen Worten, das Gefühl der Kontinuität entsteht aus der ständigen Überschneidung aufeinanderfolgender

ihn der kleinste Baustein der psychologischen Zeit, jene Dauer (ungefähr eine Zehntelsekunde, so schätzte er aufgrund seiner Experimente), die erforderlich war, um sensorische Informationen zu einer Einheit zusammenzufassen. Aber wie Crick und Koch anmerken, blieb Strouds Hypothese des «Wahrnehmungsaugenblicks» praktisch ein halbes Jahrhundert unbeachtet.

* In seinem wunderbaren Buch *A Natural History of Vision* zitierte Nicholas Wade Seneca, Ptolemäus und andere klassische Autoren, weil sie alle wussten, dass eine brennende Fackel, die schnell im Kreis geschwungen wird, einen anscheinend kontinuierlichen Feuerring bildet, und daraus schlossen, dass es eine beträchtliche Fortdauer oder Beharrung von visuellen Bildern (oder, wie Seneca es ausdrückte, eine «Langsamkeit» des Sehens) geben musste. 1765 wurde eine beeindruckend akkurate Messung dieser Dauer vorgenommen – danach betrug sie $^{8}/_{60}$ Sekunden –, doch erst im 19. Jahrhundert wurde der Phi-Effekt systematisch in Geräten wie dem Zootrop genutzt. Es scheint auch, dass Bewegungstäuschungen, die dem Wagenrad-Effekt ähneln, bereits seit mehr als zweitausend Jahren bekannt sind.

Wahrnehmungsmomente. Vielleicht stellen die Formen des kinematographischen Sehens, die ich beschrieben habe – entweder mit scharf voneinander getrennten oder verschwommenen beziehungsweise sich überschneidenden Standbildern –, abnorme Aktivitäten dieser Koalitionen dar, in der sich entweder zu viel oder zu wenig Hysterese zeigt.*

Unter normalen Bedingungen ist das Sehen ein bruchloser Vorgang, der keine Hinweise auf die zugrundeliegenden Prozesse gibt. Er muss zerlegt werden, entweder durch Experimente oder durch neurologische Erkrankungen, damit sich die Elemente erkennen lassen, aus denen er sich zusammensetzt. Die flackernden, wiederkehrenden und zeitverschwommenen Bilder, die unter dem Einfluss bestimmter Drogen oder bei schlimmen Migräneanfällen beobachtet werden können, scheinen der Idee Nachdruck zu verleihen, dass sich das Bewusstsein aus separaten Momenten zusammensetzt.

Welcher Mechanismus auch immer am Werk sein mag, die Verschmelzung separater optischer Einzel- oder Standbilder ist eine Voraussetzung für Kontinuität, für ein fließendes, in Bewegung befindliches Bewusstsein. Diese Dynamik entwickelte es vermutlich zuerst vor einer viertel Milliarde Jahren bei den Reptilien. Bei den Amphibien dürfte es den Bewusstseinsstrom noch nicht geben. Zum Beispiel zeigt ein Frosch kein Interesse an den Ereignissen in seiner Umgebung und folgt ihnen nicht mit den Blicken. Der Frosch lebt nicht in einem visuellen Reich

* Crick und Koch schlagen eine alternative Erklärung vor (persönliche Mitteilung): Das Verschwimmen und Fortbestehen von Momentaufnahmen liegt daran, dass sie ins Kurzzeitgedächtnis gelangen (oder in einen kurzzeitigen visuellen Zwischenspeicher) und dort langsam zerfallen.

oder Bewusstsein wie wir. Er besitzt lediglich eine rein automatische Fähigkeit, insektenartige Objekte zu erkennen, wenn sie in sein Sichtfeld geraten, um dann die Zunge blitzschnell herauszuschießen, aber er sucht seine Umgebung nicht aktiv nach Futter ab.

Ein dynamisches, fließendes Bewusstsein ermöglicht auf der einfachsten Ebene eine fortwährende visuelle Aufmerksamkeit, auf einer höheren Ebene kommt es dann zur Interaktion von Wahrnehmung und Gedächtnis, von Gegenwart und Vergangenheit. Ein solch «primäres» Bewusstsein, wie Edelman es nennt, ist höchst effektiv und adaptiv im Kampf ums Überleben.

In seinem Buch *Das Licht des Geistes: Wie Bewusstsein entsteht* schreibt Edelman:

> Nehmen wir ein mit primärem Bewusstsein ausgestattetes Tier, das im Dschungel unterwegs ist. Es hört ein leises Knurren, während zugleich die Windrichtung wechselt und das Licht schwächer wird. Schnell rennt es weg, an einen Ort, wo es sich sicherer fühlt. Ein Physiker würde keinen zwingenden ursächlichen Zusammenhang zwischen diesen Ereignissen feststellen. Denkbar ist aber, dass das Tier eine derartige Koppelung von Ereignissen schon einmal erlebt hat und dass dabei ein Tiger auf der Bildfläche erschien. Das primäre Bewusstsein ermöglicht es dem Tier, die aktuelle Szene zu einem früheren bewussten Erleben in Beziehung zu setzen, und diese Integrationsleistung bedeutet einen Überlebensvorteil, ob in der aktuellen Situation nun ein Tiger auftaucht oder nicht.[45]

Von diesem relativ einfachen primären Bewusstsein machen wir nun einen großen Schritt zum menschlichen Bewusstsein mit Spracherwerb, Ich-Bewusstsein und der Wahrnehmung von Vergangenheit und Zukunft. Das sind die Dinge, die dem Bewusstsein des Einzelnen thematische und persönliche Kontinuität verleihen. Während ich dies schreibe, sitze ich in einem Café auf der Seventh Avenue und betrachte das Treiben um mich herum. Meine Aufmerksamkeit und Konzentration springt hin und her: Eine junge Frau in einem roten Kleid geht vorbei, ein Mann führt einen komisch aussehenden Hund aus, die Sonne kommt (endlich!) hinter den Wolken hervor. Doch es gibt andere Sinneswahrnehmungen, die sich von selbst aufzudrängen scheinen: das Geräusch einer Fehlzündung, der Geruch der Zigarette, die sich der Tischnachbar in Windrichtung ansteckt. All diese Ereignisse nehmen meine Aufmerksamkeit einen Augenblick lang gefangen. Warum entscheide ich mich von den tausend möglichen Wahrnehmungen ausgerechnet für diese? Hinter ihnen verbergen sich Überlegungen, Erinnerungen, Assoziationen, denn das Bewusstsein ist immer aktiv und selektiv – besetzt mit unseren ganz subjektiven Gefühlen und Bedeutungen, die unsere Entscheidungen beeinflussen und unsere Wahrnehmungen durchdringen. Daher sehe ich nicht nur die Seventh Avenue, sondern ich sehe *meine* Seventh Avenue, geprägt von meinem Selbst und meiner Identität.

Christopher Isherwood beginnt sein Berliner Tagebuch mit einer längeren fotografischen Metapher: «Ich bin eine Kamera mit offenem Verschluss, ganz passiv, ich nehme auf, ich denke nicht. Ich nehme den Mann auf, der sich gegenüber am Fenster rasiert, und die Frau im Kimono, die sich die Haare wäscht. Eines Tages muss das alles entwickelt werden, sorgfältig abgezogen, fixiert.»[46] Aber wir täuschen uns selbst, wenn wir uns einbilden, wir könnten passive, objektive Beobachter sein. Jede

Wahrnehmung, jede Szene unterliegt unserem Einfluss, ob wir es wollen oder nicht. Wir sind die Regisseure des Films, den wir drehen – aber wir sind auch die Mitwirkenden –, alle Bilder, alle Augenblicke sind wir, gehören uns.

Aber was hält dann unsere Einzelbilder, unsere flüchtigen Augenblicke zusammen? Wie erlangen wir Kontinuität, wenn es nur Vergänglichkeit gibt? Unsere flüchtigen Gedanken, sagt William James (in einem Vergleich, der an das Cowboy-Leben der 1880er Jahre erinnert) wandern nicht umher wie wilde Rinder. Jeder sei das Eigentum von irgendjemand und trage das Brandzeichen dieser Eigentümerschaft, und jeder Gedanke sei ein Eigentümer der ihm vorausgehenden Gedanken. Er «stirbt als Eigentum und hinterlässt seinem eigenen späteren Besitzer, was er an Eigenem verwirklichen konnte».

Unser innerstes Selbst setzt sich also nicht nur aus Wahrnehmungsaugenblicken, das heißt einfachen physiologischen Momenten zusammen – obwohl die allem anderen zugrunde liegen –, sondern aus Augenblicken von essenziell subjektivem Charakter, die unser innerstes Selbst zu konstituieren scheinen. Damit kommen wir schließlich zu Prousts selbst ein wenig an eine Fotografie erinnernde Metapher, nach der wir gänzlich «eine Ansammlung von Augenblicken sind», auch wenn diese Augenblicke wie Borges' Strom ineinanderfließen.

KAPITEL ZEHN

BLINDE FLECKEN: VERGESSEN UND VERNACHLÄSSIGEN IN DER WISSENSCHAFT

Wir können die Ideengeschichte rückblickend oder vorausblickend betrachten, das heißt, entweder zeichnen wir die frühen Stadien nach, die ersten Ansätze, die Vorwegnahmen dessen, was wir heute denken; oder wir konzentrieren uns auf die Entwicklung, die Auswirkungen und Einflüsse dessen, was wir einst gedacht haben. In beiden Fällen gehen wir davon aus, dass die Geschichte ein Kontinuum ist, ein Fortschritt, eine allmähliche Entfaltung wie Darwins Stammbaum. Doch was wir finden, ist alles andere als ein majestätischer Entfaltungsprozess oder ein Kontinuum in irgendeiner Hinsicht.

Als ich mich meiner ersten Liebe widmete, der Chemie, wurde mir klar, wie schwer sich die Wissenschaftsgeschichte auf einen einfachen Nenner bringen lässt. Lebhaft erinnere ich mich daran, dass ich als Junge bei der Lektüre einer Chemiegeschichte erfuhr, dass das Element, das wir heute Sauerstoff nennen, in den 1670er Jahren beinahe von John Mayow entdeckt worden wäre, ein Jahrhundert bevor Sheele und Priestley es nachwiesen. In sorgfältigen Experimenten zeigte Mayow, dass fast ein Fünftel der Luft, die wir atmen, aus einem Stoff besteht, der sowohl zur Verbrennung wie zur Atmung notwendig ist (er nannte ihn «spiritus nitro-aereus»). Und doch geriet Mayows hellsichtiges Werk, das damals viel gelesen wurde, irgendwie in Vergessenheit und wurde von dem Konkurrenzentwurf der Phlogistontheorie verdrängt, die noch weitere hundert Jahre das Feld beherrschte, bis Lavoisier sie in den 1780er Jahren widerlegte. Mayow war hundert Jahre zuvor im Alter von neununddreißig Jahren gestorben. «Hätte er ein wenig länger gelebt», schrieb P. Armitage, der Chronist dieser Geschichte, «dürfte kaum ein Zweifel daran bestehen, dass er Lavoisier zuvorgekommen wäre und der Phlogistontheorie schon bei ihrer Geburt den Garaus gemacht hätte.» Ist das eine romantische Überhöhung von John Mayow, eine nicht minder romantische Fehleinschätzung der Bedingungen, die den wissenschaftlichen Fortschritt bestimmen, oder hätte die Geschichte der Chemie tatsächlich ganz anders verlaufen können, wie Armitage meinte?*

* Armitage, ein ehemaliger Direktor an meiner eigenen Schule, veröffentlichte sein Buch 1906, um seine Schüler für die Naturwissenschaften zu begeistern – allerdings, wie mir heute scheinen will, da ich es mit anderen Augen sehe, nicht ohne einen gewissen romantischen und chauvinistischen Zug, schien es ihm doch nicht zuletzt darum zu gehen, dass es die Engländer und nicht die Franzosen waren, die den Sauerstoff entdeckten.
William Brock sieht es in seiner *History of Chemistry* etwas anders. «Frühere Historiker der Chemie verwiesen gern auf eine enge Verwandtschaft zwischen Mayows Erklärung und der späteren Sauerstofftheorie der Kalzination», schreibt er. Aber solche Ähnlichkeiten, so Brock, «sind oberflächlich, weil Mayows Erklärung eine mechanische und keine chemische Verbrennungstheorie war. Sie bedeutete die Rückkehr zu einer dualistischen Welt der Prinzipien und okkulten Mächte.»
Alle großen Neuerer des 17. Jahrhunderts, Newton eingeschlossen, stehen immer noch mit einem Bein in der mittelalterlichen Welt der Alchemie, diesem hermetischen und okkulten Gedankengebäude. Bei Newton hielt das intensive Interesse an Alchemie und esoterischen Lehren bis an sein Lebensende an. (Diese Tatsache geriet lange in Vergessenheit, bis John Maynard Keynes sie zur allgemeinen Überraschung in seinem Essay «New-

Solche Fälle von historischem Vergessen oder Vernachlässigen sind in der Naturwissenschaft keine Seltenheit; ich habe das selbst als junger Neurologe erlebt, als ich ganz zu Anfang meiner Berufstätigkeit in einer Kopfschmerz-Ambulanz arbeitete. Ich hatte die Aufgabe, Diagnosen zu stellen – Migräne, Spannungskopfschmerz etc. – und eine Behandlung zu verschreiben. Aber ich konnte mich nie darauf beschränken, so wenig wie meine Patienten. Häufig schilderten sie – oder beobachtete ich – andere Phänomene: manchmal deprimierend, manchmal faszinierend, aber nie wirklich zum Krankheitsbild gehörig – und nicht geeignet, um in die Diagnose aufgenommen zu werden.

Häufig geht einer klassischen visuellen Migräne eine sogenannte Aura voraus: Der Patient sieht beispielsweise eine hell funkelnde Zickzacklinie langsam durch sein Sichtfeld wandern. Diese Erscheinungen sind gründlich beschrieben und erklärt. Seltener berichten Patienten von komplexen geometrischen Mustern, die statt der Zickzackformen oder mit ihnen zusammen auftreten: Gitter, Wirbel, Trichter und Netze, die sich ständig verlagern, kreisen und verändern. Als ich in der zeitgenössischen Literatur nachsuchte, konnte ich keine Erwähnung dieser Phänomene entdecken. Verwirrt beschloss ich, in den Berichten des 19. Jahrhunderts nachzusehen, die in der Regel vollständiger, lebendiger und ausführlicher in ihren Beschreibungen waren als die modernen Darstellungen.

Meine erste Entdeckung machte ich in der Abteilung für seltene Bücher unserer Collegebibliothek (alles, was vor 1900

ton, the Man» 1946 wieder publik machte. Heute gilt die Überschneidung zwischen «moderner» und «okkulter» Wissenschaft im Klima des 17. Jahrhunderts als erwiesen.)

erschienen war, galt als «selten») – ein ganz ungewöhnliches Buch über Migräne, das der viktorianische Arzt Edward Liveing geschrieben hatte. Es hatte einen wundervollen überlangen Titel: *On Megrim, Sick-Headache, and Some Allied Disorders: A Contribution to the Pathology of Nerve-Storms* («Über Migräne, Migräne-artigen Kopfschmerz und verwandte Störungen: Ein Beitrag zur Pathologie der Nervenstürme»). Es war ein großartiges, weitschweifiges Werk, ganz offensichtlich das Erzeugnis eines Zeitalters, das mehr Muße hatte und weniger Zwängen unterworfen war als das unsrige. Es ging kurz auf die komplexen geometrischen Muster ein, wie sie auch viele meiner Patienten beschrieben hatten, und erwähnte einen Artikel des bedeutenden Astronomen John Frederick Herschel aus dem Jahr 1858 – «On Sensorial Vision» («Zum sensorischen Sehen»).

Ich hatte das Gefühl, endlich fündig geworden zu sein. Eingehend und haargenau beschrieb Herschel die Phänomene, die meine Patienten geschildert hatten; er kannte sie aus eigener Erfahrung und äußerte einige weiter gehende Vermutungen über ihre Beschaffenheit und Entstehung. Seiner Meinung nach beruhten sie auf einer «Art kaleidoskopartigem Vermögen» im Sensorium, einer primitiven, vorpersönlichen Fähigkeit in unserer Psyche, den frühesten Stadien oder sogar Vorläufern der Wahrnehmung.

In dem ganzen Jahrhundert zwischen seinen Beobachtungen und meinen eigenen konnte ich keine angemessene Beschreibung dieser «geometrischen Spektren» finden, wie Herschel sie nannte – und doch stand fest, dass auf etwa zwanzig Menschen einer kam, der gelegentlich unter visueller Migräne litt. Wie hatten diese Erscheinungen – diese ungewöhnlichen, höchst charakteristischen, unzweifelhaft halluzinatorischen Muster – so lange unbemerkt bleiben können?

Zunächst einmal muss jemand eine Beobachtung machen und von ihr berichten. 1858, im selben Jahr, als Herschel seine «Spektren» beschrieb, veröffentlichte der französische Neurologe Guillaume Duchenne die eingehende Fallbeschreibung eines Jungen, der unter Muskeldystrophie oder Muskelschwund litt, und ließ ein Jahr später einen Bericht über dreizehn weitere Fälle folgen. Seine Beobachtungen fanden rasch Anerkennung in der klinischen Neurologie, wo sie als eine Störung von großer Bedeutung galten. Schon bald «sahen» die Ärzte überall Dystrophie, und binnen weniger Jahre wurden unzählige weitere Fälle in der medizinischen Literatur veröffentlicht. Die Erkrankung hatte es schon immer gegeben, allgegenwärtig und unbestreitbar, aber vor Duchenne hatten nur sehr wenige Ärzte über sie berichtet.*

Herschels Artikel über halluzinatorische Muster dagegen verschwand sang- und klanglos von der Bildfläche. Vielleicht lag es daran, dass die medizinischen Beobachtungen von keinem Arzt stammten, sondern nur von einem unabhängigen Beobachter, der sich durch große Neugier auszeichnete. Obwohl er vermutete, dass seine Beobachtungen von wissenschaftlicher Bedeutung waren – dass solche Phänomene zu wichtigen Erkenntnissen über das Gehirn führen könnten –, ging es ihm nicht in erster Linie um ihre medizinische Bedeutung. Sein Arti-

* Duchennes berühmtester Student, Jean-Martin Charcot, meinte: «Wie kann es sein, dass eine Krankheit, die so häufig, verbreitet und auf den ersten Blick diagnostizierbar ist ... erst jetzt erkannt wird? Warum musste erst Monsieur Duchenne kommen, um uns die Augen zu öffnen?»

kel wurde nicht in einer medizinischen Zeitschrift veröffentlicht, sondern in einem wissenschaftlichen Journal allgemeiner Art. Da Migräne gewöhnlich als eine «medizinische» Erkrankung definiert wurde, hielt man Herschels Beschreibungen für uninteressant. Nach einer kurzen Erwähnung in Liveings Buch wurden sie von der medizinischen Zunft vergessen oder ignoriert. In gewisser Hinsicht waren Herschels Beobachtungen verfrüht; wenn sie tatsächlich auf neue wissenschaftliche Ideen über Geist und Gehirn hinweisen, so gab es doch in den 1850er Jahren noch keine Möglichkeit, solche Zusammenhänge herzustellen. Die dazu erforderlichen Begriffe entwickelten sich erst ein Jahrhundert später mit der Chaostheorie in den 1970er und 1980er Jahren.

Laut Chaostheorie ist es zwar unmöglich, das individuelle Verhalten eines jeden Elements in einem komplexen dynamischen System vorherzusagen (beispielsweise der individuellen Neuronen oder Neuronengruppen im primären visuellen Kortex), wohl aber lassen sich auf einer höheren mathematischen Ebene mit Hilfe mathematischer Modelle und Computeranalysen bestimmte Muster erkennen. Es gibt «universelle» Verhaltensweisen, die Rückschlüsse auf die Selbstorganisation solcher dynamischen, nichtlinearen Systeme zulassen. Diese nehmen in der Regel die Form komplexer, sich wiederholender Muster in Raum und Zeit an – eben genau die Arten von Netzen, Wirbeln, Spiralen und Geweben, die für die geometrischen Halluzinationen der Migräne charakteristisch sind.

Derartige chaotische, sich selbst organisierende Verhaltensweisen hat man inzwischen in einer Vielzahl natürlicher Systeme beobachtet – von den exzentrischen Bewegungen Plutos bis zu den verblüffenden Mustern, die bei chemischen Reaktionen während der Vermehrung von Schleimpilzen auftreten, oder den Launen des Wetters. In diesem Zusammenhang gewinnt ein bislang unbedeutendes oder unbeachtetes Phänomen wie die geometrischen Muster der Migräne-Aura plötzlich eine ganz neue Bedeutung. Sie führen uns durch die Form ihrer halluzinatorischen Erscheinungen nicht nur eine elementare Aktivität der Großhirnrinde vor Augen, sondern zeigen auch, dass da ein universelles Verhalten am Werk ist.*

• • •

Bei der Migräne musste ich auf ältere, vergessene medizinische Literatur zurückgreifen – eine Literatur, die die meisten meiner Kollegen für überholt oder obsolet hielten. Ganz ähnlich war meine Situation, als ich mich mit dem Tourette-Syndrom befasste. Ich begann mich für diesen merkwürdigen Zustand 1969 zu interessieren, als es mir gelang, eine Anzahl postenzephalitischer Patienten mit L-Dopa «aufzuwecken», und als ich sah, wie viele von ihnen plötzlich aus unbeweglichen, tranceartigen Zuständen über eine kurze Phase der «Normalität» ins entgegengesetzte Extrem verfielen – eine extrem hyperkinetische Verfassung, die mit ihren vielen Tics stark an das geheimnisvolle «Tourette-Syndrom» erinnerte. Ich sage «geheimnisvoll», weil in den 1960er Jahren kaum über das Syndrom ge-

* Als ich 1970 in der Erstausgabe meines Buchs *Migräne* die Phänomene der Migräne-Aura beschrieb, konnte ich lediglich feststellen, dass sie im Rahmen existierender theoretischer Konzepte «unerklärlich» seien. Doch 1992 konnte ich mit der Hilfe meines Kollegen Ralph M. Siegel ein Kapitel hinzufügen, in dem wir diese Phänomene im neuen Licht der Chaostheorie erörterten.

sprochen wurde; es galt als ganz selten und möglicherweise simuliert. Ich hatte nur vage von ihm gehört.

1969, als ich darüber nachzudenken begann, weil meine eigenen Patienten eindeutig Touretter waren, hatte ich Schwierigkeiten, zeitgenössische Literatur zu finden, und musste mich abermals an das vorhergehende Jahrhundert halten: an Gilles de la Tourettes Originalschriften aus den Jahren 1885 und 1886 und an die rund ein Dutzend Darstellungen, die im Anschluss erschienen. Es war eine Zeit vorzüglicher, überwiegend französischer Berichte über die vielfältigen Erscheinungsformen des Tic-Verhaltens, deren Höhepunkt 1902 das Werk *Les tics et leur traitement* von Henri Meige und E. Feindel war. Doch zwischen 1907, als ihr Buch ins Englische übersetzt wurde, und 1970 schien das Syndrom fast verschwunden zu sein.

Warum? Es stellt sich die Frage, ob diese Vernachlässigung zu Beginn des neuen Jahrhunderts nicht durch den wachsenden Zwang verursacht wurde, wissenschaftliche Phänomene zu *erklären*, statt sie wie bisher einfach zu *beschreiben*. Das Tourette-Syndrom war besonders schwer zu erklären. In seinen komplexeren Formen äußert es sich nicht nur durch krampfartige Bewegungen und Laute, sondern auch durch Tics, zwanghaftes Verhalten, Obsessionen, eine übertriebene Neigung zu Witzen und Wortspielen, die Tendenz, Grenzen auszureizen, sich auf soziale Provokationen und elaborierte Phantasien einzulassen. Zwar gibt es Versuche, das Syndrom psychoanalytisch zu erklären, die durchaus Licht auf einige Phänomene werfen konnten, aber nicht in der Lage waren, andere zu erklären; es gibt eindeutig auch organische Faktoren. 1960 stellte sich heraus, dass der Wirkstoff Haloperidol, der den Effekten von Dopamin entgegenwirkt, viele Symptome des Tourette-Syndroms beseitigen kann. Daraus ergab sich die sehr viel brauchbarere Hypothese, dass das Tourette-Syndrom im Wesentlichen eine chemische Erkrankung ist, die durch ein Übermaß des Neurotransmitters Dopamin (oder eine übermäßige Dopamin-Empfindlichkeit) verursacht wird.

Dank dieser bequemen, reduktionistischen Erklärung rückte das Syndrom plötzlich wieder in den Blickpunkt der Aufmerksamkeit, und damit schien sich auch seine Häufigkeit um das Tausendfache zu erhöhen. (Gegenwärtig geht man davon aus, das auf einhundert Personen ein Touretter kommt.) Heute ist das Tourette-Syndrom Gegenstand einer sehr intensiven Forschungstätigkeit, allerdings sind diese Arbeiten weitgehend auf die molekularen und genetischen Aspekte beschränkt. Zwar können die daraus resultierenden Daten die allgemeine Reizbarkeit der Touretter bis zu einem gewissen Grade erklären, aber sie steuern wenig Erhellendes zu der Frage bei, woher die besonderen Neigungen der Touretter kommen – Sinn für Komik, Phantasie, Mimikry, Spott, Träumen, Selbstdarstellung, Provokation und Spiel. Zwar haben wir die reine Beschreibung durch aktive Forschung und Erklärung ersetzt, aber das Tourette-Syndrom selbst ist dabei in seine Einzelelemente zerlegt worden und wird nicht mehr als ganzheitliches Phänomen wahrgenommen.

Möglicherweise ist diese Art der Zerlegung charakteristisch für ein bestimmtes Entwicklungsstadium der Wissenschaft – das Stadium, das auf die reine Beschreibung folgt. Aber die Bruchstücke müssen irgendwie und irgendwann wieder zusammengefügt und als zusammenhängendes Ganzes präsentiert werden. Dazu müssen wir die Bestimmungsfaktoren auf jeder Ebene verstehen, von der neurophysiologischen Ebene bis zur psychologischen und soziologischen, und eine genaue Vorstellung von ihren ständigen und komplizierten Interaktionen haben.*

...

1974, nachdem ich fünfzehn Jahre lang als Arzt Beobachtungen an Patienten mit neurologischen Störungen und Erkrankungen vorgenommen hatte, wurde mir selbst eine neuropsychologische Erfahrung zuteil. Bei einer Kletterpartie in einem entlegenen Teil Norwegens hatte ich mir eine schwere Verletzung der Nerven und Muskeln meines linken Beins zugezogen; ich brauchte eine Operation für die Wiederherstellung der Muskelsehnen und Zeit für die Heilung der Nerven. Während der zwei Wochen nach der Operation wurde mein Bein in einem

* Eine ähnliche Abfolge zeigte sich in der «medizinischen» Psychiatrie. Wenn man sich die Krankenberichte der Patienten ansieht, die in den 1920er und 1930er Jahren in staatlichen Krankenhäusern und Heimen stationär behandelt wurden, findet man außerordentlich detaillierte klinische und phänomenologische Beobachtungen, die oft in Erzählungen von fast romanhafter Vielfalt und Dichte eingebettet sind (man denke nur an die klassischen, um die Jahrhundertwende entstandenen Beschreibungen von Kraepelin und anderen). Mit Einführung der strengen diagnostischen Kriterien und Handbücher (die *Diagnostic and Statistical Manuals* oder DSMs) sind Vielfalt, Liebe zum Detail und phänomenologische Offenheit verschwunden. Stattdessen findet man spärliche Anmerkungen, die kein wirkliches Bild des Patienten oder seiner Welt vermitteln und seine Krankheit auf eine Liste von «größeren» oder «kleineren» diagnostischen Kriterien reduzieren. Heute haben die Krankenberichte in psychiatrischen Krankenhäusern die Informationstiefe und -dichte älterer Berichte fast ganz verloren und werden uns kaum dabei helfen, jene Synthese aus Neurowissenschaft und Psychiatrie zustande zu bringen, die wir dringend brauchen. Aber die «alten» Fallgeschichten und Krankenberichte werden auch weiterhin unentbehrlich sein.

Gipsverband vollkommen ruhiggestellt. Ohne Bewegung und Empfindung fühlte es sich nicht mehr wie ein Teil von mir an. Es schien ein lebloses Objekt geworden zu sein, nicht real, nicht meins, unvorstellbar fremd. Doch als ich versuchte, meinem Chirurgen dieses Gefühl mitzuteilen, sagte er: «Sacks, Sie sind ein Unikum. Dergleichen habe ich noch nie von irgendeinem Patienten gehört.»

Ich fand das absurd. Wie konnte ich ein «Unikum», in irgendeiner Weise «einzigartig» sein? Es musste andere, ähnliche Fälle geben, auch wenn mein Chirurg noch nicht von ihnen gehört hatte. Sobald ich mich wieder einigermaßen fortbewegen konnte, begann ich mit meinen Mitpatienten zu reden, und ich stellte fest, dass viele von ihnen ähnliche Erfahrungen mit «fremden» Gliedmaßen gemacht hatten. Einige hatten das als so unheimlich und furchterregend empfunden, dass sie versucht hatten, es aus ihrem Bewusstsein zu verdrängen; andere hatten sich insgeheim Sorgen gemacht, aber nicht versucht, ihre Empfindungen jemandem zu beschreiben.

Nachdem ich entlassen worden war, ging ich in die Bibliothek, entschlossen, Literatur über das Thema zu finden. Drei Jahre blieb meine Suche erfolglos. Dann stieß ich auf einen Bericht von Silas Weir Mitchell, einem amerikanischen Neurologen, der in Philadelphia an einem Krankenhaus für Veteranen arbeitete, die während des Bürgerkriegs amputiert worden waren. Sehr vollständig und sorgfältig beschrieb er die Phantomglieder (oder «Sinnesgeister», wie er sie nannte), die die amputierten Soldaten anstelle ihrer verlorenen Gliedmaßen spürten. Er beschrieb auch «negative Phantome», die subjektive Leugnung und Entfremdung von Gliedmaßen infolge schwerer Verwundung oder Operation. Diese Phänomene beeindruckten ihn so sehr, dass er ein Rundschreiben darüber verfasste, das 1864 von der nationalen Gesundheitsbehörde verbreitet wurde.

Weir Mitchells Beobachtungen riefen kurzzeitiges Interesse hervor, gerieten dann aber in Vergessenheit. Mehr als fünfzig Jahre vergingen, bevor das Syndrom wiederentdeckt wurde, weil während des Ersten Weltkriegs Tausende von neuen Fällen neurologischer Traumata behandelt werden mussten. 1917 veröffentlichte der französische Neurologe Joseph Babinski (mit Jules Froment) eine Monographie, in der er, offenbar in Unkenntnis von Weir Mitchells Bericht, das Syndrom beschrieb, das ich bei meiner eigenen Beinverletzung erlebt hatte. Babinskis Beobachtungen verschwanden so spurlos wie Weir Mitchells Bericht in der Versenkung. (Als ich 1975 schließlich auf Babinskis Buch stieß, stellte ich fest, dass ich seit 1918 der erste Benutzer war, der es auslieh.) Während des Zweiten Weltkriegs wurde das Syndrom zum dritten Mal von den beiden sowjetischen Neurologen Alexej N. Leontjew und Alexander Saporoschez vollständig und anschaulich beschrieben – wiederum in Unkenntnis ihrer Vorgänger. Doch obwohl ihr Buch 1960 unter dem Titel *Rehabilitation of Hand Function* («Wiederherstellung der Handfunktion») ins Englische übersetzt wurde, wurden ihre Beobachtungen kaum von Neurologen oder Rehabilitations-Spezialisten zur Kenntnis genommen.*

* Die Erforschung von Phantomgliedern hat in den letzten Jahrzenten durch eine große Zahl von Kriegsamputierten stark an Interesse gewonnen. Dadurch wurden neue Erkenntnisse erzielt und die moderne Prothesentechnik erheblich weiterentwickelt. In meinem Buch *Drachen, Doppelgänger und Dämonen* gehe ich ausführlicher auf das Syndrom der Phantomglieder ein.

Die Arbeiten von Weir Mitchell und Babinski, von Leontjew und Saporoschez scheinen in ein historisches oder kulturelles Skotom gefallen zu sein, ein «Gedächtnisloch», wie Orwell sagen würde.

Während ich diese außergewöhnliche, um nicht zu sagen bizarre Geschichte recherchierte, entwickelte ich mehr Verständnis für meinen Chirurgen und seine Feststellung, dass er noch nie von dergleichen Symptomen gehört habe. Das Syndrom ist gar nicht so selten: Es tritt immer dann auf, wenn es durch Unbeweglichkeit oder Nervenschädigung zu einem nennenswerten Verlust an Propriorezeption und anderen sensorischen Rückmeldungen kommt. Aber warum ist es so schwierig, das Syndrom zur Kenntnis zu nehmen, ihm seinen gebührenden Platz in unserem neurologischen Wissen und Bewusstsein einzuräumen?

Im neurologischen Jargon bezeichnet das Wort «Skotom» (von dem griechischen Wort für «Dunkelheit») einen Bruch oder einen blinden Fleck in der Wahrnehmung, besonders eine durch eine neurologische Schädigung entstandene Lücke im Bewusstsein. (Solche Läsionen können auf jeder Ebene auftreten, von den peripheren Nerven, wie in meinem Fall, bis zum sensorischen Kortex des Gehirns.) Für einen Patienten mit einem solchen Skotom, einem blinden Fleck, ist es außerordentlich schwer, anderen mitzuteilen, was vor sich geht. Er selbst skotomisiert, das heißt negiert die Erfahrung, weil die betroffenen Gliedmaße nicht mehr zu seinem inneren Körperbild gehören. Ein solches Skotom ist buchstäblich unvorstellbar, wenn man es nicht tatsächlich erlebt. Deshalb schlage ich den Leuten gern vor (und meine es nur halb im Scherz), mein Buch *Der Tag, an dem mein Bein fortging* zu lesen, wenn sie unter Spinalanästhesie sind, damit sie am eigenen Leibe spüren, was ich beschreibe.

...

Verlassen wir jetzt dieses unheimliche Reich der entfremdeten Gliedmaßen und wenden wir uns einem positiveren (aber ebenfalls seltsam vernachlässigten und skotomisierten) Phänomen zu – dem der erworbenen zerebralen Achromatopsie oder der vollkommenen Farbenblindheit nach einer zerebralen Schädigung oder Läsion. (Das ist eine vollkommen andere Beeinträchtigung als die gemeine Farbenblindheit, die durch das Fehlen von einem oder mehr Farbrezeptoren in der Netzhaut verursacht wird.) Ich habe dieses Beispiel gewählt, weil ich es etwas genauer untersucht habe, nachdem ich durch den Brief eines Betroffenen davon erfahren habe.*

Auch der Blick in die Geschichte der Farbenblindheit offenbart bemerkenswerte Lücken oder Anachronismen. Die erworbene zerebrale Achromatopsie und – noch dramatischer – Hemiachromatopsie, der Verlust der Farbwahrnehmung in nur einer Hälfte des Gesichtsfelds als plötzliche Folge eines Schlaganfalls, wurden 1888 vorbildlich von dem Schweizer Neurologen Louis Verrey beschrieben. Nach dem Tod seiner Patientin konnte Verrey durch eine Autopsie das Areal im visu-

* Der Maler Mr. I. verfügte über eine normale Fähigkeit zum Farbensehen, bis er einen Autounfall hatte und plötzlich seine Farbwahrnehmung komplett einbüßte – er hatte also eine «erworbene» Achromatopsie (Farbenblindheit), wie ich in dem Buch *Eine Anthropologin auf dem Mars* schildere. In *Der Insel der Farbenblinden* berichte ich allerdings, dass es auch Menschen gibt, die unter angeborener Achromatopsie leiden.

ellen Kortex seiner Patientin exakt bestimmen, das durch den Schlaganfall geschädigt worden war. Dort werde man, so seine Vorhersage, «das Zentrum für Farbensehen finden». Innerhalb einiger weniger Jahre nach Verreys Veröffentlichung erschienen andere sorgfältige Berichte über ähnliche Probleme mit der Farbwahrnehmung und über die Schädigungen, die sie verursachten. Die Beziehung zwischen Achromatopsie und der vermuteten neuronalen Basis schien eindeutig belegt zu sein. Doch merkwürdigerweise herrschte in der Literatur dann vollständiges Schweigen – in den nächsten fünfundsiebzig Jahren wurde nicht ein einziger Fallbericht veröffentlicht.

Diese Geschichte wurde sowohl von Antonio Damasio wie von Semir Zeki äußerst kenntnisreich und scharfsinnig erörtert.* Zeki meint, Verreys Resultate hätten gleich bei ihrer Veröffentlichung Widerstand hervorgerufen. Ihre weitgehende Leugnung und Ablehnung führt er auf eine tief verwurzelte und möglicherweise unbewusste philosophische Einstellung zurück – die damals vorherrschende Überzeugung von der Naht- und Bruchlosigkeit des Sehens.

Die Vorstellung, dass wir die visuelle Welt vollständig als Gegebenheit, als Bild empfangen, komplett mit Farbe, Form, Bewegung und Tiefe, war natürlich und intuitiv und fand scheinbare Bestätigung in der Newton'schen Optik und dem Locke'schen Sensualismus. Die Erfindung der Camera lucida

* Zu Damasios Einschätzung vgl. seinen Artikel aus dem Jahr 1980 in: *Neurology*, «Central Achromatopsie: Behavioral, Anatomic, and Physiologic Aspects». Zekis Bericht über Verrey und andere erschien 1990 in einem Forschungsüberblick in: *Brain*, «A Century of Cerebral Achromatopsia».

und später der Fotografie schien ein Beleg für das mechanische Wahrnehmungsmodell zu sein. Warum sollte sich das Gehirn anders verhalten? Farbe war offensichtlich ein integraler Teil des visuellen Bildes und nicht von ihm zu trennen. Die Idee eines isolierten Verlustes der Farbwahrnehmung oder eines Zentrums für die Verarbeitung chromatischer Sinnesdaten im Gehirn hielt man für offensichtlichen Unsinn. Verrey musste sich irren; derartig absurde Vorstellungen ließen sich ohne weiteres von der Hand weisen. So geschah es, und die Achromatopsie «verschwand».

Dabei waren natürlich noch andere Faktoren wirksam. Damasio berichtet, Gordon Holmes habe 1919 über seine Untersuchung von zweihundert Kriegsverletzungen des visuellen Kortex berichtet und sei zu dem pauschalen Ergebnis gekommen, dass darunter nicht ein einziger Fall von isolierten Defiziten der Farbwahrnehmung gewesen sei. Holmes war ein Mann von enormer Bedeutung und Geltung in der neurologischen Welt; sein empirisch begründeter Widerstand gegen die Annahme eines Farbzentrums im Gehirn entfaltete in den folgenden dreißig Jahren wachsenden Einfluss und hatte maßgeblichen Anteil daran, dass andere Neurologen nicht bereit waren, das Syndrom anzuerkennen.

Die Vorstellung, dass Wahrnehmung eine bruchlose und ganzheitliche «Gegebenheit» sei, wurde Ende der 1950er und Anfang der 1960er Jahre in ihren Grundfesten erschüttert, als David Hubel und Torsten Wiesel nachwiesen, dass es im visuellen Kortex einzelne Zellen und zu Säulen angeordnete Zellen gibt, die als «Merkmalsdetektoren» dienen, das heißt, die spezifisch auf eine waagerechte und senkrechte Orientierung der Reize ansprechen, auf Ränder und Fluchtlinien oder andere

Merkmale des Gesichtsfeldes. So begann sich die Annahme durchzusetzen, dass visuelle Vorstellungen keineswegs «gegeben» sind wie optische Bilder oder Fotografien, sondern aus einer enorm komplexen und schwierigen Korrelation verschiedener Prozesse konstruiert werden. Wahrnehmung wurde jetzt als ein zusammengesetzter, modularer Vorgang verstanden, als Zusammenspiel einer Riesenzahl von Elementen. Für die Integration und Nahtlosigkeit der Wahrnehmung wird im Gehirn gesorgt.

So stellte sich in den 1960er Jahren heraus, dass das Sehen ein analytischer Prozess ist, der von der unterschiedlichen Reaktivität einer großen Zahl von Zellen des Gehirns und der Netzhaut abhängt, jede darauf spezialisiert, auf andere Wahrnehmungskomponenten zu reagieren. In diesem Klima, das der Entdeckung von Subsystemen und ihrer Integration so freundlich gesinnt war, fand Zeki im Kortex von Affen spezifische Zellen, die auf Wellenlänge und Farbe reagierten – und siehe da, sie lagen weitgehend in demselben Areal, das Verrey bereits achtundfünfzig Jahre zuvor als Farbzentrum vorgeschlagen hatte. Zekis Entdeckung schien die klinischen Neurologen von ihrer fast ein Jahrhundert alten Hemmung zu befreien. Binnen weniger Jahre wurde eine Vielzahl neuer Fälle von Achromatopsie beschrieben, sodass sie schließlich als veritable neurologische Erkrankung anerkannt wurde.

Die Annahme, dass ein theoretisches Vorurteil für die stiefmütterliche Behandlung und das «Verschwinden» der Achromatopsie verantwortlich sei, wird durch die vollkommen gegensätzliche Geschichte der zentralen – das heißt im Gehirn lokalisierten – Bewegungsblindheit bestätigt, eine noch seltenere Erkrankung, die 1983 anhand eines einzigen Falls von Josef

Zihl und seinen Kollegen beschrieben wurde.* Zihls Patientin konnte Menschen und Autos sehen, die sich im Ruhezustand befanden, doch sobald sie sich bewegten, verschwanden sie aus ihrem Bewusstsein und tauchten bewegungslos an einem anderen Ort wieder auf. Dieser Fall wurde, wie Zeki anmerkt, «augenblicklich und ohne den leisesten Widerspruch von der neurologischen ... und neurobiologischen Welt akzeptiert ... im Gegensatz zu der höchst turbulenten Geschichte der Achromatopsie». Dieser dramatische Unterschied ist dem tiefgreifenden Wandel des geistigen Klimas zu verdanken, der sich in den Jahren unmittelbar zuvor vollzogen hatte. In den frühen 1970er Jahren konnte gezeigt werden, dass sich ein spezialisiertes Areal bewegungsempfindlicher Zellen im prästriären Kortex von Affen befindet. Daraufhin setzte sich die Vorstellung von einer funktionellen Spezialisierung binnen eines Jahrzehnts vollständig durch. Es gab keine theoretischen Gründe mehr, Zihls Ergebnisse abzulehnen – ganz im Gegenteil; sie wurden begeistert aufgenommen, waren sie doch ein ausgezeichneter empirischer Beweis, der wunderbar in das neue Klima passte.

1913, noch vor seinen bahnbrechenden Arbeiten in der Gestalttheorie, legte Wolfgang Köhler dar, dass es wichtig sei, Ausnahmen zur Kenntnis zu nehmen und sie nicht als trivial abzutun. Verfrühte Vereinfachungen und Systematisierungen könnten in der Wissenschaft, vor allem in der Psychologie, zu einer Verknöcherung der Forschung führen und ihre lebendige Entfaltung verhindern. «Jede Wissenschaft», schrieb er, «hat

* Zihls Fall wird eingehender im vorausgehenden Kapitel «Der Strom des Bewusstseins» beschrieben.

eine Art Rumpelkammer, in welche die Dinge fast automatisch geschoben werden, die man vorläufig nicht brauchen kann, die nicht recht passen wollen ... [So kommt es], dass wir fortwährend eine Fülle kostbarsten Materials ungenutzt beiseite tun.»*[47]

Zu der Zeit, als Köhler das schrieb, deutete man optische Täuschungen als «Urteilstäuschungen» – triviale Ereignisse ohne Bedeutung für die Funktionen des Mittelhirns. Aber Köhler zeigte schon bald, dass das Gegenteil richtig ist: Optische Täuschungen sind der beste Beweis dafür, dass die Wahrnehmung Sinnesreize nicht einfach «verarbeitet», sondern aktiv größere Konfigurationen oder «Gestalten» erschafft, die das gesamte Wahrnehmungsfeld organisieren. Diese Erkenntnisse sind heute entscheidend dafür, dass wir die Funktionen des Gehirns in ihrer Dynamik und Konstruktivität verstehen. Aber dazu musste man zunächst einer «Anomalie» habhaft werden, eines Phänomens, das sich dem geltenden Bezugssystem verweigerte. Durch die Aufmerksamkeit, die man der Anomalie schenkte, konnte man das Bezugssystem erweitern und von Grund auf verändern.

• • •

Können wir irgendetwas aus den erörterten Beispielen lernen? Ich denke schon. Zuerst ließe sich hier der Begriff der Verfrühung aufgreifen und von der These ausgehen, dass die Beobachtungen, die Herschel, Weir Mitchell, Tourette und Verrey

* Darwin verwies auf die Bedeutung der «negativen Beispiele» oder «Ausnahmen» und erklärte, es sei wichtig, sie sich sofort zu notieren, weil sie sonst «mit Sicherheit vergessen» würden.

im 19. Jahrhundert machten, ihrer Zeit voraus waren, sodass sie sich nicht mit den zeitgenössischen Konzepten vereinbaren ließen. Gunther Stent, der die «Verfrühung» wissenschaftlicher Entdeckungen im Jahr 1972 erörterte, schrieb: «Eine Entdeckung ist dann verfrüht, wenn ihre Konsequenzen sich nicht durch eine Reihe einfacher logischer Schritte mit kanonischem, das heißt allgemein akzeptiertem Wissen verknüpfen lassen.» Er erörterte diese Beziehung an dem klassischen Fall von Gregor Mendel, dessen Untersuchungen über Pflanzengenetik ihrer Zeit himmelweit voraus waren, und an dem weniger bekannten, aber nicht minder faszinierenden Beispiel von Oswald Avery, der 1944 die DNA entdeckte – eine Entdeckung, die vollkommen übersehen wurde, weil niemand ihre Bedeutung würdigen konnte.*

Wäre Stent Genetiker und nicht Molekularbiologe gewesen, hätte er sich vielleicht an die Geschichte der wegweisenden Genetikerin Barbara McClintock erinnert, die in den 1940er Jahren die Theorie der sogenannten springenden Gene (Transposonen) entwickelte, die für ihre Zeitgenossen praktisch unverständlich war. Dreißig Jahre später, als sich die Biologie empfänglicher für solche Begriffe zeigte, wurden McClintocks Erkenntnisse mit großer Verspätung als eminent wichtiger Beitrag zur Genetik anerkannt.

* Stents Artikel, «Prematurity and Uniqueness in Scientific Discovery», erschien Dezember 1972 im *Scientific American.* Als ich W. H. Auden zwei Monate später in Oxford besuchte, war er außerordentlich fasziniert von Stents Artikel, und wir haben lange über ihn diskutiert. Auden verfasste eine längere Erwiderung auf Stent, in der er die Ideengeschichten von Kunst und Wissenschaft miteinander verglich; dieser Artikel erschien 1973 in der Märzausgabe des *Scientific American.*

Wäre Stent Geologe gewesen, hätte er ein weiteres berühmtes (oder berüchtigtes) Beispiel für Verfrühung liefern können – Alfred Wegeners Theorie der Kontinentalverschiebung, die, nachdem er sie 1915 vorgeschlagen hatte, viele Jahre lang vergessen oder verspottet wurde, aber vierzig Jahre später, als sich die Theorie der Plattentektonik durchsetzte, rehabilitiert wurde.

Als Mathematiker hätte Stent sogar ein noch beeindruckenderes Beispiel für «Verfrühung» zur Verfügung gestanden: Archimedes, der zweitausend Jahre vor Newton und Leibniz die Infinitesimalrechnung erfand.

Und wäre er Astronom gewesen, hätte er nicht nur von Vergessen und Verleugnen berichten können, sondern auch von einem der spektakulärsten Rückschritte in der Geschichte der Astronomie. Im dritten Jahrhundert v. Chr. entwarf der griechische Philosoph und Mathematiker Aristarch ein heliozentrisches Weltbild, das von den Griechen durchaus verstanden und akzeptiert wurde. (Es wurde von Archimedes, Hipparch und Eratosthenes erweitert.) Doch fünf Jahrhunderte später stellte Ptolemäus dieses Weltbild auf den Kopf und schlug eine geozentrische Theorie von fast babylonischer Kompliziertheit vor. Die ptolemäische Dunkelheit, das Skotom, hielt 1400 Jahre an, bis Kopernikus der heliozentrischen Theorie wieder Anerkennung verschaffte.

Zu einem Skotom, das es auf dem Gebiet der Wissenschaft erstaunlich häufig gibt, gehört mehr als nur Verfrühung; es beruht auf Verlust von Wissen, Vergessen von Erkenntnissen, die schon einmal vollkommen bewiesen schienen, und manchmal auch auf der Rückkehr zu weniger überzeugenden Erklärungen. Was macht eine Beobachtung akzeptabel, diskussionswürdig und erinnernswert? Was kann sie – trotz Bedeutung und Wert – daran hindern, diese Eigenschaften zu besitzen?

Freud hätte in diesem Zusammenhang auf seinen Begriff des Widerstands verwiesen: Die neue Idee ist so bedrohlich oder abstoßend, dass ihr der vollständige Zugang zum Bewusstsein verwehrt wird. Das trifft sicherlich oft zu, aber es reduziert das ganze Problem auf die Psychodynamik und Motivation, und das reicht selbst in der Psychiatrie nicht aus.

Es genügt nicht, etwas zu verstehen, es blitzartig zu begreifen. Der Verstand muss in der Lage sein, die neue Wahrheit aufzunehmen und zu behalten. Die erste Herausforderung besteht darin, dass man sich die Auseinandersetzung mit neuen Ideen gestattet, dass man einen geistigen Raum dafür schafft, eine Kategorie mit potenziellen Verknüpfungen – und dass man diese Ideen dann vollständig und dauerhaft ins Bewusstsein hebt, ihnen eine begriffliche Form verleiht und die geistige Auseinandersetzung mit ihnen sucht, auch wenn sie den Begriffen, Überzeugungen oder Kategorien, die man derzeit hat, widersprechen. Dieser Aneignungsprozess, diese Offenheit des Bewusstseins, ist von entscheidender Bedeutung, wenn es um die Frage geht, ob eine Idee oder eine Entdeckung Wurzeln schlagen und Früchte tragen kann oder ob sie in Vergessenheit gerät, verblasst und stirbt, ohne Spuren zu hinterlassen.

...

Wir haben Entdeckungen und Ideen betrachtet, die aufgrund ihrer Verfrühung ohne Anknüpfungspunkte oder Kontext waren und daher zum Zeitpunkt ihrer Veröffentlichung nicht verstanden oder nicht zur Kenntnis genommen wurden, aber wir haben auch von anderen gehört, die in dem notwendigen, aber gelegentlich auch rücksichtslosen Wettstreit der Wissenschaft leidenschaftlich und nicht selten erbittert bekämpft wurden. Die Geschichte der Wissenschaft und Medizin ist in nicht geringem Maße von intellektuellen Rivalitäten geprägt, die die beteiligten Wissenschaftler zwangen, sich mit Anomalien und tief verwurzelten Ideologien auseinanderzusetzen. Dieser Wettbewerb in Form offener, ehrlicher Debatten und Kontroversen ist von entscheidender Bedeutung für die Wissenschaft.*[48] Das ist «saubere» Wissenschaft, in dem freundlicher oder kollegialer Wettbewerb dem Erkenntnisfortschritt dient – doch es gibt auch viel «schmutzige» Wissenschaft, in der Konkurrenzdenken und persönliche Rivalität bösartig und kontraproduktiv werden.

Wenn ein wichtiger Aspekt der Wissenschaft Konkurrenz und Rivalität ist, so ergibt sich ein anderer aus – häufig sehr grundlegenden – wissenschaftstheoretischen Missverständnissen und Streitpunkten. Edward O. Wilson berichtet in seiner Autobiographie *Des Lebens ganze Fülle*, dass James Watson seine, Wilsons, frühe Forschung auf dem Gebiet der Entomologie und Taxonomie als bloße «Briefmarkensammelei» abtat.

* Darwin legte großen Wert auf die Feststellung, dass er keine Vorläufer habe, dass der Evolutionsbegriff nicht in der Luft gelegen habe. Trotz seiner berühmten Äußerung, er stehe «auf den Schultern von Riesen», leugnete auch Newton, irgendwelche Vorgänger gehabt zu haben. Diese «Furcht vor Einfluss» (die Harold Bloom so schlüssig für die Literaturgeschichte nachgewiesen hat) ist auch in der Wissenschaftsgeschichte sehr wirkungsmächtig. Um die eigenen Ideen wirksam zu entwickeln und darzulegen, muss man vielleicht glauben, dass andere unrecht haben; nach Blooms Auffassung ist es unter Umständen sogar erforderlich, andere misszuverstehen und sich (möglicherweise unbewusst) gegen sie zu wehren. (Nietzsche schreibt: «Jede Begabung muss sich kämpfend entfalten.»)

Diese abschätzige Haltung war in den 1960er Jahren bei Molekularbiologen gang und gäbe. (Auch der Ökologie wurde damals kaum der Status einer «echten» Wissenschaft zugebilligt, und sie wird noch heute etwa im Vergleich zur Molekularbiologie als «weicher» angesehen – eine Einstellung, die sich erst jetzt allmählich zu verändern beginnt.)

Darwin hat oft erklärt, niemand könne ein guter Beobachter sein, wenn er nicht auch ein Theoretiker sei. Darwins Sohn Francis schrieb, sein Vater scheine «mit dem Vermögen zu theoretisieren geladen, welches allzeit bereit war, bei der geringsten Störung in irgend einen Kanal überzufließen, so daß keine Thatsache, so klein sie auch sein mochte, es vermeiden konnte, einen theoretischen Strom auszulösen, wodurch dann die Thatsache zu einer bedeutungsvollen vergrößert wurde».[49] Die Theorie kann allerdings auch der größte Feind ehrlichen Beobachtens und Denkens sein, besonders wenn sie sich zu unausgesprochenen, vielleicht auch unbewussten Dogmen und Annahmen verhärtet.

Der Zerfall unserer Überzeugungen und Theorien ist unter Umständen ein sehr schmerzlicher oder sogar furchterregender Prozess – schmerzlich, weil unser geistiges Leben bewusst oder unbewusst auf Theorien beruht, die manchmal ideologische oder wahnhafte Züge annehmen können.

In extremen Fällen können wissenschaftliche Debatten das Weltbild eines der Antagonisten gefährden und damit möglicherweise die Weltanschauung einer ganzen Kultur. Darwins Veröffentlichung der *Entstehung der Arten* im Jahr 1859 löste heftige Debatten zwischen Wissenschaft und Religion aus (verkörpert in dem Konflikt zwischen Thomas Huxley und Bischof Wilberforce) und war auch der Grund für die erbitterten, aber hilflosen Rückzugsgefechte von Agassiz, der den Eindruck hatte, dass Darwins Theorie sein Lebenswerk und sein Bild vom Schöpfer vernichtete. Diese Angst war so groß, dass Agassiz sogar persönlich die Galápagos-Inseln aufsuchte und auf Darwins Spuren wandelte, um dessen Theorie zu widerlegen.*[50]

Philip Henry Gosse, einem großen Naturforscher, der zugleich tiefgläubig war, setzte die Debatte über die Evolution durch natürliche Zuchtwahl so heftig zu, dass er sich veranlasst sah, ein höchst ungewöhnliches Buch zu veröffentlichen. Er nannte es *Omphalos* und vertrat dort die Ansicht, die Fossilien entsprächen keinen Geschöpfen, die jemals gelebt hätten, sondern seien vom Schöpfer lediglich in die Felsen gefügt worden, um uns für unsere Neugier zu strafen – ein Argument, dem die ungewöhnliche Ehre zuteilwurde, sich den Zorn von Zoologen und Theologen gleichermaßen zuzuziehen.

Mich hat einigermaßen überrascht, dass die Chaostheorie weder von Newton noch von Galilei entdeckt oder erfunden wurde; sie mussten doch beispielsweise mit dem Phänomen der Strudel und Wirbel bestens vertraut sein, da sie ihnen im Alltag ständig begegneten (und Leonardo sie so glänzend abgebildet hatte). Vielleicht haben sie absichtlich vermieden, über solche Erscheinungen nachzudenken, weil sie möglicherweise vermuteten, es könne sich um Verstöße gegen die Regeln einer rationalen, gesetzmäßigen und geordneten Natur handeln.

* Darwin selbst war häufig entsetzt über die Mechanismen der Natur, deren Wirkungsweise er so deutlich erkannte. Das brachte er 1856 in einem Brief an seinen Freund Joseph Hooker zum Ausdruck: «Welch ein Buch könnte des Teufels Kaplan schreiben, über die ungeschickten, verschwenderischen, fehlerhaft niederträchtigen und grausamen Werke der Natur!»

Weitgehend dasselbe empfand zwei Jahrhunderte danach Henri Poincaré, der damals als Erster die mathematischen Konsequenzen des Chaos erforschte: «Diese Dinge sind so bizarr, dass ich den Gedanken an sie nicht ertragen kann.» Heute empfinden wir die Muster des Chaos als schön – die Natur hat eine neue Dimension der Schönheit –, aber das ist sicherlich nicht der Eindruck, den Poincaré ursprünglich hatte.

Das berühmteste Beispiel für eine solche Abneigung ist im 20. Jahrhundert natürlich Einsteins heftiger Widerwille gegen die vermeintlich irrationale Natur der Quantenmechanik. Obwohl er als einer der ersten Wissenschaftler den Beweis für die Existenz von Quantenprozessen geliefert hatte, weigerte er sich, in der Quantenmechanik irgendetwas anderes zu sehen als eine oberflächliche Darstellung von Naturprozessen, die bei eingehenderer Kenntnis einer harmonischeren und geordneteren Theorie weichen würde.

• • •

Bei großen wissenschaftlichen Fortschritten spielen häufig sowohl Zufall wie Unvermeidlichkeit eine Rolle. Wären Watson und Crick 1953 nicht auf die Doppelhelix gestoßen, wäre das Linus Pauling fast mit Sicherheit gelungen. Man könnte sagen, die Struktur der Doppelhelix war reif, entdeckt zu werden, aber wer es dann war, wann und wie es geschah, war unvorhersehbar.

Die bedeutendsten kreativen Leistungen sind nicht das alleinige Werk ungewöhnlich begabter Männer und Frauen, sondern erwachsen aus ihrer Begegnung mit Problemen von enormer Universalität und Größenordnung. Das 16. Jahrhundert war ein

Jahrhundert der Genialität, nicht weil es mehr Genies hervorbrachte als andere Jahrhunderte, sondern weil sich angesichts der Erkenntnisse von Galilei und anderen, die die Mathematik für die Sprache der Natur hielten, die Einstellung zu den seit Aristoteles mehr oder minder versteinerten Gesetzen der physikalischen Welt zu wandeln begann. Ganz ähnlich verhielt es sich im 17. Jahrhundert; da war die Zeit reif für die Erfindung der Infinitesimalrechnung, und sie wurde tatsächlich von Newton wie von Leibniz fast gleichzeitig entwickelt, nur auf gänzlich unterschiedliche Weise.

Zu Einsteins Zeit stellte sich immer deutlicher heraus, dass sich mit dem alten mechanistischen Weltbild Newtons verschiedene Phänomene nicht mehr erklären ließen, unter anderem der photoelektrische Effekt, die Braun'sche Bewegung und die Veränderung der Mechanik nahe der Lichtgeschwindigkeit. Es stand zu befürchten, dass es zusammenbrechen und ein ziemlich erschreckendes geistiges Vakuum zurücklassen würde, bevor ein radikal neues Konzept geboren werden konnte. Aber Einstein legte Wert auf die Feststellung, dass eine neue Theorie die alte nicht außer Kraft setzen oder verdrängen würde, sondern «sie gibt uns die Möglichkeit, unsere alten Begriffe von einer höheren Warte aus neu zu formulieren». Diesen Gedanken führt er in einem berühmten Gleichnis aus:

> Vergleichsweise könnten wir sagen, daß die Aufstellung einer neuen Theorie nicht dem Abreißen einer alten Bretterbude entspricht, an deren Stelle dann ein Wolkenkratzer aufgeführt wird; sie hat vielmehr eher etwas mit einer Bergbesteigung gemeinsam, bei der man immer wieder neue und weitere Ausblicke genießt und unerwartete Zusammenhänge zwischen

dem Ausgangspunkt und seiner reichhaltigen Umgebung entdeckt. Dabei ist der Punkt, von dem wir losmarschiert sind, natürlich nach wie vor vorhanden. Man kann ihn stets liegen sehen, wenn er auch scheinbar immer kleiner wird und schließlich nur noch einen winzigen Teil unseres weit gespannten Rundblicks ausmacht, den wir uns dadurch verschafft haben, daß wir die auf unserem abenteuerlichen Aufstieg liegenden Hindernisse unerschrocken meisterten.

Auch Helmholtz verwendete in seiner Schrift *Das Denken in der Naturwissenschaft* das Bild von einer Bergbesteigung (er war ein begeisterter Alpinist) und verweist darauf, dass eine solche Besteigung alles andere als geradlinig ist. Man könne nicht im Voraus sagen, schreibt er, wie ein Berg zu besteigen sei. Das müsse Versuch und Irrtum überlassen bleiben. Der kluge Bergsteiger probiere einige Routen aus, die sich als Sackgassen erwiesen, lande an Stellen, die kein Weiterkommen zuließen, und müsse häufig wieder zurück, steige ab und beginne von neuem. Langsam und mühselig, mit unzähligen Irrtümern und Berichtigungen suche er sich im Zickzack einen Weg den Berg hinauf. Erst wenn er den Gipfel erreicht habe, erkenne er, dass es tatsächlich eine direkte Route, einen «Königsweg» nach oben gebe. Wenn er seine Gedanken darlege, erklärt Helmholtz, führe er seine Leser auf dem Königsweg entlang, aber der habe nicht die geringste Ähnlichkeit mit den gewundenen und verschlungenen Pfaden, auf denen er selbst den Gipfel erreicht habe.

Häufig gibt es ein intuitives und unfertiges Bild von dem, was zu tun ist, und dieses Bild treibt dann, wenn es einmal erblickt ist, den Verstand vorwärts. So malte sich Einstein im Alter von fünfzehn Jahren aus, er reite auf einem Lichtstrahl, und zehn

Jahre später entwickelte er die Spezielle Relativitätstheorie und war damit von einem Kindertraum zu einer der bedeutendsten Theorien der Menschheit gelangt. War die Entwicklung der Speziellen Relativitätstheorie und dann der Allgemeinen Relativitätstheorie Teil eines fortdauernden, unvermeidlichen historischen Prozesses? Oder das Ergebnis eines singulären Ereignisses, der Tat eines einzigartigen Genies? Wäre die Relativitätstheorie auch ohne Einstein entwickelt worden? Und wie rasch hätte man sie akzeptiert, wäre nicht die Sonnenfinsternis von 1917 gewesen, dieser seltene Glücksfall, der es ermöglichte, die Theorie zu bestätigen, weil man genau beobachten konnte, wie sich die Gravitation der Sonne auf das Licht auswirkte? Man spürt, wie hier der Zufall am Werk ist – aber sieht zugleich auch die Ebene der wissenschaftlichen Notwendigkeit, nämlich die nicht zu unterschätzende Tatsache, dass sich mit Hilfe der Relativitätstheorie die Umlaufbahn des Merkur exakt bestimmen ließ. Weder «historischer Prozess» noch «Genie» sind angemessene Erklärungen – beide werden sie der Komplexität und dem Zufallscharakter der Wirklichkeit nicht gerecht.

«Der Zufall begünstigt nur den vorbereiteten Geist», lautet ein bekannter Aphorismus von Claude Bernard, und Einstein war natürlich extrem vorbereitet – gerüstet und entschlossen, alles wahrzunehmen und zu nutzen, was er brauchen konnte. Doch ohne die von Riemann und anderen Mathematikern entwickelten nichteuklidischen Geometrien (sie waren als rein abstrakte Konstrukte gedacht, ohne die leiseste Absicht, sie für irgendein physikalisches Modell der Welt zu verwenden) hätte Einstein nicht über die mathematischen Voraussetzungen verfügt, um von einer vagen Vision zu einer vollständig entwickelten Theorie zu gelangen.

Damit es zu dem scheinbar magischen Akt eines kreativen Fortschritts kommt, müssen isolierte, autonome und individuelle Faktoren zusammenkommen. Die Abwesenheit (oder unzulängliche Entwicklung) eines einzigen dieser Faktoren kann ausreichen, um das Zustandekommen des schöpferischen Ereignisses zu verhindern. Einige dieser Faktoren sind alltäglicher Natur – genügend Forschungsmittel und Möglichkeiten, Gesundheit und soziale Unterstützung, die Zeit, in der man lebt. Andere haben mit angeborenen Persönlichkeitsmerkmalen sowie geistigen Stärken und Schwächen zu tun.

Im 19. Jahrhundert, einer Zeit naturalistischer Beschreibungen und phänomenologischer Liebe zum Detail, schien eine konkrete Arbeitsweise die passende Einstellung für einen Forscher zu sein, während eine abstrakte und logische Herangehensweise eher mit Misstrauen betrachtet wurde – eine Auffassung, die William James in seinem bekannten Aufsatz über Louis Agassiz, den namhaften Biologen und Naturhistoriker, vorzüglich auf den Punkt bringt:

> Der einzigen Leute, die ihm wirklich gefielen und für die er Verwendung hatte, waren diejenigen, die ihm Fakten liefern konnten. Fakten zu betrachten, statt zu argumentieren oder zu schlussfolgern, darin sah er den Sinn seines Lebens; ich glaube, dass er die rein logischen Verfahren häufig regelrecht verabscheute ... Die extreme Strenge seiner Hingabe an diese konkrete Lernmethode war die natürliche Folge seiner besonderen Denkweise, in der die Fähigkeit zu Abstraktion, kausalem Denken und zur Ableitung langer Folgerungsketten aus Hypothesen weit weniger entwickelt war als eine geniale Begabung für die Aneignung einer riesigen Fülle von Details und

für die Herstellung von Analogien und Beziehungen unmittelbarer und konkreter Art.

James beschreibt, wie der junge Agassiz Mitte der 1840er Jahre nach Harvard kam, «die Geologie und Fauna eines Kontinents studierte, eine Generation von Zoologen ausbildete, eines der bedeutendsten Museen der Welt gründete, der wissenschaftlichen Ausbildung in Amerika neue Impulse gab» – und das alles durch seine leidenschaftliche Liebe zu Phänomenen und Fakten, zu Fossilien und Lebensformen, seine schwärmerische Hingabe an das konkrete Detail, seinen wissenschaftlichen und religiösen Sinn für ein göttliches System, ein Ganzes. Aber dann fand eine Veränderung statt: Die Zoologie selbst wandelte sich von einer Naturgeschichte, der es um Ganzheiten ging – Arten, Formen und ihre taxonomischen Beziehungen –, zum Studium der Physiologie, Histologie, Chemie, Pharmakologie, einer neuen Wissenschaft der Mikrowelt, der Mechanismen und Teile, die abstrahiert wurden von der Wahrnehmung des Organismus und seiner Organisation als Ganzem. Nichts war aufregender, erfolgversprechender als diese neue Wissenschaft, und doch war klar, dass auch etwas verlorenging. Es war ein Umbruch, dem Agassiz' Denkweise nicht mehr gewachsen war. So wurde er in seinen späteren Jahren aus dem Zentrum des wissenschaftlichen Geschehens verdrängt und zu einer exzentrischen und tragischen Figur.*

* Humphry Davy war wie Agassiz ein Genie des konkreten und analogen Denkens. Ihm fehlte die Fähigkeit zu abstrakten Verallgemeinerungen, die bei seinem Zeitgenossen John Dalton so ausgeprägt war (Dalton verdanken wir unter anderem die Grundlagen der Atomtheorie), und das Vermö-

...

Die ungeheure Bedeutung von Zufällen, von reinem Glück und Pech, scheint mir in der Medizin noch offensichtlicher als in anderen naturwissenschaftlichen Disziplinen zu sein, hängt der Fortschritt doch häufig entscheidend von seltenen und ungewöhnlichen – manchmal sogar einzigartigen – Fällen ab, auf die die richtige Person zur richtigen Zeit stoßen muss.

Fälle von extremer Gedächtnisleistung sind natürlich selten, doch der Russe Schereschewski war zweifellos ein höchst bemerkenswerter Vertreter dieser Gruppe. Aber wir würden uns heute an ihn (wenn überhaupt) nur als «noch eines dieser Gedächtniswunder» erinnern, wäre er nicht zufällig A. R. Lurija begegnet, der selbst ein Wunder an klinischer Beobachtungsgabe und Erkenntnisfähigkeit war. Es bedurfte der ungewöhnlichen Begabung eines Lurija und seiner dreißigjährigen Beschäftigung mit den geistigen Prozessen Schereschewskis, um die unvergleichlichen Erkenntnisse hervorzubringen, von denen

gen zu umfassender Systematisierung, das Berzelius, einen anderen seiner Zeitgenossen, auszeichnete. Während Davy noch 1810 als der «Newton der Chemie» gefeiert wurde, war er fünfzehn Jahre später nur noch eine unbedeutende Randfigur. Der Aufstieg der organischen Chemie mit Wöhlers Synthese des Harnstoffs im Jahr 1828 – ein neues Gebiet, für das Davy weder Interesse noch Verständnis aufbrachte – begann augenblicklich die «alte», anorganische Chemie zu verdrängen und trug dazu bei, dass Davy in den letzten Jahren das Gefühl hatte, völlig unzeitgemäß zu sein.
Jean Améry schildert in seinem höchst lesenswerten Buch *Über das Altern*, wie quälend das Gefühl der Bedeutungslosigkeit und Obsoleszenz sein kann, insbesondere das Gefühl, durch die Entwicklung neuer Methoden, Theorien oder Systeme aus der Mode gekommen zu sein. In der Wissenschaft kann diese Obsoleszenz fast unvermittelt eintreten, wenn es zu einem grundlegenden Wandel des Denkens kommt.

uns Lurija in seinem Buch *Der Mann, dessen Welt in Scherben ging*[51] berichtet.

Hysterie dagegen ist nicht ungewöhnlich und wurde seit dem 18. Jahrhundert immer wieder beschrieben. Allerdings nicht in einem psychodynamischen Bezugssystem, bis eine sehr intelligente, äußerst redegewandte Hysterikerin zwei hochbegabten Fachleuten begegnete, dem jungen Freud und seinem Freund Breuer. Wäre es überhaupt zur Entwicklung der Psychoanalyse gekommen, wenn Anna O. nicht diesen beiden jungen Nervenärzten begegnet wäre, deren Geist für ihren speziellen Fall so empfänglich und bereit war? (Ich bin sicher, dass es der Fall gewesen wäre, aber später und auf andere Weise.)

Könnte die Geschichte der Wissenschaft – wie die des Lebens – noch einmal ganz anders ablaufen? Ähnelt die Evolution der Ideen der Evolution des Lebens? Zweifellos sehen wir plötzliche Aktivitätsausbrüche, bei denen in sehr kurzer Zeit enorme Fortschritte erzielt werden. Das galt für die Molekularbiologie in den 1950er und 1960er Jahren und für die Quantenphysik in den 1920er Jahren. Während der letzten Jahrzehnte kam es dann in den Neurowissenschaften zu entsprechenden Geländegewinnen in der Grundlagenforschung. Phasen, in denen sich die Entdeckungen so dicht drängen, verändern das Gesicht der Wissenschaft. Häufig folgen auf sie lange Zeiträume der Konsolidierung und relativen Ruhe. Ich fühle mich an das Konzept des «durchbrochenen Gleichgewichts» erinnert, das Niles Eldredge und Stephen Jay Gould vorgeschlagen haben, und frage mich, ob wir hier nicht zumindest eine Analogie zu einem natürlichen Evolutionsprozess haben.

Vielleicht können Ideen auf vollkommen unvorhersehbare Weise wie Lebewesen entstehen, sich entfalten und in alle

Richtungen ausschwärmen oder verkümmern und aussterben. Gould hat gern gesagt, dass die Evolution des Lebens auf der Erde – könnte man sie noch einmal ablaufen lassen – beim zweiten Mal ganz anders aussehen würde. Nehmen wir an, John Mayow hätte in den 1670er Jahren tatsächlich den Sauerstoff entdeckt oder Babbages theoretische Differenzmaschine – ein Computer – wäre wirklich gebaut worden, als er sie 1822 vorschlug; wäre die Entwicklung der Wissenschaft dann ganz anders verlaufen? Das sind natürlich Spekulationen, die ins Reich der Phantasie gehören, aber diese Phantasien vermitteln uns doch das Gefühl, dass Wissenschaft kein unausweichlicher Prozess ist, sondern in extremem Maße vom Zufall abhängt.

ANHANG

ANMERKUNGEN

DARWIN UND DER SINN DER BLUMEN

1 Charles Darwin, *Mein Leben*, Frankfurt/M., 2008, S. 147.

2 Darwin, *Mein Leben*, S. 138.

3 Charles Darwin, *Über die Einrichtungen zur Befruchtung Britischer und ausländischer Orchideen durch Insekten und über die günstigen Erfolge der Wechselbefruchtung*, Stuttgart 1862, S. 1 f.

4 Francis Darwin, *Charles Darwin. Sein Leben. Dargestellt in einem autobiographischen Capitel und in einer ausgewählten Reihe seiner veröffentlichten Briefe*, Stuttgart 1893, S. 335.

5 Francis Darwin, *Charles Darwin. Sein Leben*, S. 343 ff.

6 Charles Darwin, *Insectenfressende Pflanzen*, Stuttgart 1876, S. 2.

7 Darwin, *Insectenfressende Pflanzen*, S. 7 f.

8 A.a.O., S. 226.

9 A.a.O., S. 288.

10 Charles Darwin, *Das Bewegungsvermögen der Pflanzen*, Stuttgart 1881, S. 491 f.

11 Francis Darwin, *Charles Darwin. Sein Leben*, S. 336.

12 Ebd.

GESCHWINDIGKEIT

13 H. G. Wells, «Der neue Beschleuniger», in: *Das Kristallei. Erzählungen*, Leipzig 1987, S. 235.

14 H. G. Wells, *Die ersten Menschen auf dem Mond*, Frankfurt am Main u. a. 1982, S. 76 f.

15 Hannah Arendt, «Das Denken», in: *Vom Leben des Geistes*, Bd. 1, München 1979, S. 202–206.

16 Zitiert in: Wolfgang Hermann Moissl, *Jenseits und Bewusstsein*, Nürnberg 2016, S. 29.

17 Zitiert in: Kurt Behringer, *Der Meskalinrausch*, Heidelberg 1969, S. 108.

18 F. M. Dostojewski, *Die Dämonen*, München und Zürich 1977, S. 867 f.

19 Henri Michaux, *Die großen Zerreißproben*, Frankfurt am Main 1970, S. 24 f.

20 H. G. Wells, «Der neue Beschleuniger», S. 240.

EMPFINDUNGSVERMÖGEN: DAS GEISTIGE LEBEN VON PFLANZEN UND WÜRMERN

21 Charles Darwin, *Die Bildung der Ackererde durch die Thätigkeit der Würmer mit Betrachtungen über deren Lebensweise*, Nachdruck der Ausgabe von 1882, Berlin und Schlechterwegen, S. 145 f.

22 A.a.O., S. 13.

23 A.a.O., S. 54.

24 Ebd.

25 Konrad Lorenz, *Vergleichende Verhaltensforschung. Grundlagen der Ethologie*, Wien 1978, S. 212.

DER ANDERE WEG: FREUD ALS NEUROLOGE

26 Sigmund Freud/Karl Abraham, *Briefwechsel 1907–1925*, Bd. 2, Wien 2009, S. 779.

27 Sigmund Freud, *Zur Auffassung der Aphasien*, Leipzig und Wien 1891, S. 56.

28 Sigmund Freud, *Zur Auffassung der Aphasien*, S. 57.

29 Original französisch: Sigmund Freud, «Quelques considérations pour une étude comparative des paralysies motrices organiques et hystériques», *Gesammelte Werke*, London 1952, S. 50 f.

30 Freud an Fließ, Brief vom 25.5.1895.

31 Sigmund Freud, *Studien über Hysterie*, GW, Bd. 1, S. 86.

DIE FEHLBARKEIT DES GEDÄCHTNISSES

32 Oliver Sacks, *Onkel Wolfram. Erinnerungen*, Reinbek 2001, S. 29 f.

33 A.a.O., S. 30.

34 Daniel L. Schacter, *Wir sind Erinnerung*, Reinbek 1999, S. 464.

DAS SCHÖPFERISCHE SELBST

35 Zitiert in: Anderson, John R., *Kognitive Psychologie*, Heidelberg u. a. 1996, S. 263.

36 E. O. Wilson, *Die Hälfte der Erde*, München 2016, E-Book.

37 Wagner, Richard, *Mein Leben*, München 1963, S. 510f.

EIN GESTÖRTES GEMEINGEFÜHL

38 Emil du Bois-Reymond, «Zur Kenntnis der Hemikrania», *Archiv für Anatomie, Physiologie und wissenschaftliche Medicin*, Jg. 1860, Leipzig 1860, S. 462.

39 Ebd.

40 Oliver Sacks, *Migräne*, Reinbek 1996, S. 66.

41 Friedrich Nietzsche, *Die fröhliche Wissenschaft*, in: *Werke in sechs Bänden*, Bd. III., München 1980, S. 10.

DER STROM DES BEWUSSTSEINS

42 Oliver Sacks, *Der Mann, der seine Frau mit einem Hut verwechselte*, Reinbek 1990, S. 50.

43 Fußnote: Oliver Sacks, *Die Insel der Farbenblinden*, Reinbek 1997, S. 114 f.

44 Hermann von Helmholtz, *Handbuch der physiologischen Optik*, Leipzig 1867, S. 338.

45 Gerald M. Edelman, *Das Licht des Geistes*, Düsseldorf und Zürich 2004, S. 24.

46 Christopher Isherwood, *Leb wohl Berlin*, Hamburg 2014. E-Book.

BLINDE FLECKEN: VERGESSEN UND VERNACHLÄSSIGEN IN DER WISSENSCHAFT

47 Wolfgang Köhler, «Über unbemerkte Empfindungen und Urteilstäuschungen», *Zeitschrift für Psychologie*, 66 (1913), S. 51–80; hier S. 68.

48 Nietzsche-Zitat in der Fußnote: *Fünf Vorreden zu fünf ungeschriebenen Büchern*, in: *Werke in sechs Bänden*, Bd. V, München 1980, S. 296.

49 Charles Darwin, *Leben und Briefe, mit einem seine Autobiographie enthaltenden Capitel*, hg. v. seinem Sohn Francis Darwin, Bd. 1, Stuttgart 1887, S. 137.

50 https://de.wikipedia.org/wiki/A_Devil%E2%80%99s_Chaplain»cite_note-1

51 Alexander R. Lurija, *Der Mann, dessen Welt in Scherben ging. Zwei neurologische Geschichten*, Reinbek 1995.

LITERATUR

Améry, Jean, *Über das Altern*, Stuttgart 1968.

Arendt, Hannah, «Das Denken», *Vom Leben des Geistes*, Bd. 1, München 1979.

Armitage, F. P., *A History of Chemistry*, London 1906.

Bartlett, Frederic C., *Remembering: A Study in Experimental and Social Psychology*, Cambridge 1932.

Bergson, Henri, *Schöpferische Evolution*, Hamburg 2013.

Bernard, Claude, *Einführung in das Studium der experimentellen Medizin*, Leipzig 1961.

Bleuler, Eugen: *Die Prognose der dementia praecox (Schizophreniegruppe)*, *Allgemeine Zeitschrift für Psychiatrie*, 1908, S. 436–464.

Bloom, Harold, *The Anxiety of Influence*, Oxford 1973.

Braun, Marta, *Picturing Time: The Work of Etienne-Jules Marey (1830–1904)*, Chicago 1992.

Brock, William H., *The Norton History of Chemistry*, New York 1993.

Browne, Janet, *Charles Darwin: The Power of Place*, New York 2002.

Chamovitz, Daniel, *What a Plant Knows: A Field Guide to the Senses*, New York 2012.

Changeux, Jean-Pierre, *L'homme de vérité*, Paris 2002.

Coleridge, Samuel Taylor, *Biographia Literaria*, London 1817.

Crick, Francis, *Was die Seele wirklich ist. Die naturwissenschaftliche Erforschung des Bewußtseins*, München 1994.

Damasio, Antonio, *Ich fühle, also bin ich*, München 2000.

Damasio, A., T. Yamada, H. Damasio, J. Corbett und J. McKee, «Central Achromatopsia: Behavioral, Anatomic, and Physiologic Aspects», *Neurology*, 30, 1980, S. 1064–1071.

Damasio, Antonio, und Gil B. Carvalho, «The Nature of Feelings: Evolutionary and Neurobiological Origins», *Nature Reviews Neuroscience*, 14. Februar 2013.

Darwin, Charles, *Über die Entstehung der Arten durch natürliche Zuchtwahl oder die Erhaltung der begünstigten Rassen im Kampfe um's Dasein*, Stuttgart 1876.

Ders.: *Über die Einrichtung zur Befruchtung Britischer und ausländischer Orchideen*, Stuttgart 1862.

Ders.: 1871. *Die Abstammung des Menschen und geschlechtliche Zuchtwahl*, Stuttgart 1861.

Ders.: *Die Bewegungen und Lebensweise der kletternden Pflanzen*, Stuttgart 1876.

Ders.: *Insectenfressende Pflanzen*, Stuttgart 1876.

Ders.: *Die Wirkungen der Kreuz- und Selbstbefruchtung im Pflanzenreich*, Stuttgart 1877.

Ders.: *Die verschiedenen Blüthenformen an Pflanzen der nämlichen Art*, Stuttgart 1877.

Ders.: *Das Bewegungsvermögen der Pflanzen*, Stuttgart 1881.

Ders.: *Die Bildung der Ackererde durch die Thätigkeit der Würmer mit Betrachtungen über deren Lebensweise*, Stuttgart 1882.

Ders.: *Mein Leben*, hg. v. Nora Barlow, Frankfurt am Main 2008.

Darwin, Erasmus, *The Botanic Garden. The Loves of the Plants*, London 1791.

Darwin, Francis (Hg.), 1887. *The Autobiography of Charles Darwin*, London: John Murray.

Dobzhansky, Theodosius, «Nothing in Biology Makes Sense

Except in the Light of Evolution», *American Biology Teacher* 35, 1973 (3), S. 125–129.

Donald, Merlin, *Origins of the Modern Mind*, Cambridge, Mass., 1993.

Doyle, Arthur Conan, *Eine Studie in Scharlachrot*, Zürich 1984.

Ders.: *The Adventures of Sherlock Holmes*, London 1892.

Ders.: «Das letzte Problem», in: *Die Memoiren des Sherlock Holmes*, Zürich 1985.

Ders.: *Die Rückkehr des Sherlock Holmes*, Bern u. a. 1988.

Edelman, Gerald M., *Unser Gehirn, ein dynamisches System*, München 1983.

Ders.: *The Remembered Present. A Biological Theory of Consciousness*, New York 1989.

Ders.: *Das Licht des Geistes: Wie Bewusstsein entsteht*, Düsseldorf und Zürich 2004.

Efron, Daniel H. (Hg.), «Psychotomimetic Drugs: Proceedings of a Workshop ... Held at the University of California, Irvine», 25./26. Januar 1969. New York: Raven Press.

Einstein, Albert, und Leopold Infeld, *Die Evolution der Physik*, Wien 1973.

Flannery, Tim, «They're Taking Over!», *New York Review of Books*, 26. September 2013.

Freud, Sigmund, *Zur Auffassung der Aphasien*, Leipzig und Wien 1891.

Ders.: *Zur Psychopathologie des Alltagslebens*, Berlin 1901.

Freud, Sigmund, und Josef Breuer, *Studien über Hysterie*, Leipzig und Wien 1895.

Freud, Sigmund: *Briefe an Wilhelm Fließ*, Frankfurt a. M. 1986.

Friel, Brian, *Molly Sweeney*, London 1994.

Gooddy, William, *Time and the Nervous System*, New York 1988.

Gosse, Philip Henry, *Omphalos: An Attempt to Untie the Geological Knot*, London 1857.

Gould, Stephen Jay, *Zufall des Lebens. Das Wunder des Lebens als Spiel der Natur*, München 1991.

Greenspan, Ralph J., *An Introduction to Nervous Systems*, Cold Spring Harbor 2007.

Hadamard, Jacques, *Essai sur la psychologie de l'invention dans la domaine mathématique*, Paris 1959.

Hales, Stephen, *Vegetable Staticks*, London 1727.

Hanlon, Roger T., und John B. Messenger, *Cephalopod Behaviour*, Cambridge 1998.

Hebb, Donald, *The Organization of Behavior: A Neuropsychological Theory*, New York 1949.

Helmholtz, Hermann von, *Handbuch der physiologischen Optik*, Leipzig 1867.

Ders.: *Das Denken in der Naturwissenschaft*, Braunschweig 1884.

Herrmann, Dorothy, *Helen Keller: A Life*, Chicago 1998.

Herschel, J. F. W., «On Sensorial Vision», in: *Familiar Lectures on Scientific Subjects*, London 1858/1866.

Holmes, Richard, *Coleridge. Early Visions, 1772–1804*, New York 1989.

Ders.: *Coleridge: Darker Reflections, 1804–1834*, New York 2000.

Jackson, John Hughlings, *Selected Writings*, Bd. 2, hg. v. James Taylor, Gordon Holmes und F. M. R. Walshe, London 1932.

James, William, *The Principles of Psychology*, London 1890.

Ders.: *William James on Exceptional Mental States. The 1896 Lowell Lectures*, hg. v. Eugene Taylor, Amherst 1896/1984.

Ders.: *Louis Agassiz: Words Spoken by Professor William James at the Reception of the American Society of Naturalists by the*

President and Fellows of Harvard College, at Cambridge, on December 30, 1896, Sonderdruck, Cambridge, Mass., 1897.

Jennings, Herbert Spencer, *Behavior of the Lower Organisms*, New York 1906.

Kandel, Eric R., *Auf der Suche nach dem Gedächtnis. Die Entstehung einer neuen Wissenschaft des Geistes*, München 2006.

Keynes, John Maynard, «Newton, the Man», 1946, *http://www-history.mcs.st-and.ac.uk/Extras/Keynes_Newton.html.*

Knight, David, *Humphry Davy: Science and Power*, Cambridge 1992.

Koch, Christof, *Bewusstsein. Ein neurobiologisches Rätsel*, München und Heidelberg 2005.

Köhler, Wolfgang, «Über unbemerkte Empfindungen und Urteilstäuschungen», *Zeitschrift für Psychologie*, 66 (1913), S. 51–80.

Kohn, David, *Darwin's Garden. An Evolutionary Adventure*, New York 2008.

Kraepelin, Emil, *Compendium der Psychiatrie. Zum Gebrauche für Studirende und Aerzte*, Leipzig 1883.

Lappin, Elena, «The Man with Two Heads», *Granta 66*, 1999, S. 7–65.

Leontjew, Alexej N., und Alexander Saporoschez, *Rehabilitation of Hand Function*, Oxford 1960.

Libet, Benjamin, C. A. Gleason, E. W. Wright und D. K. Pearl, «Time of Conscious Intention to Act in Relation to Onset of Cerebral Activity (Readiness-Potential): The Unconscious Initiation of a Freely Voluntary Act», *Brain*, 106, S. 623–642.

Liveing, Edward, *On Megrim, Sick-Headache, and Some Allied Disorders: A Contribution to the Pathology of Nerve-Storms*, London 1873.

Loftus, Elizabeth, *Eyewitness Testimony*, Cambridge, Mass., 1996.

Lorenz, Konrad, *Vergleichende Verhaltensforschung. Grundlagen der Ethologie*, Wien 1978.

Lurija, Alexander R., *Der Mann, dessen Welt in Scherben ging. Zwei neurologische Geschichten*, Reinbek 1995.

Ders.: *Das Gehirn in Aktion*, Reinbek 1995.

Ders.: *The Making of Mind*, Cambridge, Mass., 1979.

Meige, Henri, und E. Feindel, *Les tics et leur traitement*, Paris 1902.

Meynert, Theodor. *Psychiatrie. Klinik der Erkrankungen des Vorderhirns, begründet auf dessen Bau, Leistungen und Ernährung*, Wien 1884.

Henri Michaux, *Die großen Zerreißproben*, Frankfurt am Main 1970.

Mitchell, Silas Weir, *Injuries of Nerves and Their Consequences*, New York 1872/1965.

Mitchell, Silas Weir, W. W. Keen und G. R. Morehouse, *Reflex Paralysis*, Washington 1864.

Modell, Arnold, *The Private Self*, Cambridge, Mass., 1993.

Moreau, Jacques-Joseph, *Hashish and Mental Illness*, New York 1845/1973.

Nietzsche, Friedrich, *Die fröhliche Wissenschaft*, in: *Werke in sechs Bänden*, III. Bd., München 1980.

Noyes, Russell, Jr., und Roy Kletti, «Depersonalization in the Face of Life-Threatening Danger: A Description», *Psychiatry*, 39, 1976 (1), S. 19–27.

Orwell, George, *Neunzehnhundertvierundachtzig*, Rastatt 1950.

Pinter, Harold, *Other Places: Three Plays*, New York 1994.

Pribram, Karl H., und Merton M. McGill, *Freud's «Project» Re-assessed*, New York 1976.

Romanes, George John, *Mental Evolution in Animals*, London 1883.

Ders.: *Jelly-Fish, Star-Fish, and Sea-Urchins. Being a Research on Primitive Nervous Systems*, London 1885.

Sacks, Oliver, *Awakenings: Zeit des Erwachens*, Reinbek 1990.

Ders.: *Der Tag, an dem mein Bein fortging*, Reinbek 1989.

Ders.: *Der Mann, der seine Frau mit einem Hut verwechselte*, Reinbek 1985.

Ders.: *Migräne*, Reinbek bei Hamburg 1970.

Ders.: 1993. «Humphry Davy: The Poet of Chemistry», *New York Review of Books*, Nov. 4.

Ders.: 1993. «Remembering South Kensington», *Discover* 14 (11), S. 78–80.

Ders.: *Eine Anthropologin auf dem Mars*, Reinbek 1995.

Ders.: *Die Insel der Farbenblinden*, Reinbek 1997.

Ders.: *Onkel Wolfram*, Reinbek 2001.

Ders.: *Der einarmige Pianist. Über Musik und das Gehirn*, Reinbek 2008.

Ders.: *Drachen, Doppelgänger und Dämonen. Über Menschen mit Halluzinationen.* Reinbek 2013.

Sacks, O. W., O. Fookson, M. Berkinblit, B. Smetanin, R.M. Siegel und H. Poizner, «Movement Perturbations due to Tics Do Not Affect Accuracy on Pointing to Remembered Locations in 3-D Space in a Subject with Tourette's Syndrome», *Society for Neuroscience Abstracts*, 19 (1), 1993, Item 228.7.

Schacter, Daniel L.: *Wir sind Erinnerung*, Reinbek 1999.

Ders.: *Aussetzer. Wie wir vergessen und uns erinnern*, Bergisch Gladbach 2005.

Shenk, David, *Das Vergessen. Alzheimer. Porträt einer Epidemie*, Leipzig u. a. 2005.

Sherrington, Charles, *Körper und Geist. Der Mensch über seine Natur*, Bremen 1964.

Solnit, Rebecca, *River of Shadows: Eadweard Muybridge and the Technological Wild West*, New York 2003.

Spence, Donald P., *Narrative Truth and Historical Truth. Meaning and Interpretation in Psychoanalysis*, New York 1982.

Sprengel, Christian Konrad, *Das entdeckte Geheimniss der Natur im Bau und in der Befruchtung der Blumen*, Berlin 1793.

Stent, Gunther, «Prematurity and Uniqueness in Scientific Discovery», *Scientific American*, 227 (6), 1972, S. 84–93.

Tourette, Georges Gilles de la, «Étude sur une affection nerveuse caractérisée par de l'incoordination motrice accompagnée d'écholalie et de copralalie», *Archives de Neurologie* (Paris) 9, 1885.

Twain, Mark, *Mark Twain's Letters*, Bd. 1, hg. v. Albert Bigelowe Paine, New York 1917.

Ders.: *Mark Twain Speaking*, Town City 2006.

Vaughan, Ivan, *Ivan: Living with Parkinson's Disease*, London: Macmillan.

Verrey, Louis, «Hémiachromatopsie droite absolue», *Archives d'Ophthamologie* (Paris) 8, 1888, S. 289–300.

Wade, Nicholas J., *A Natural History of Vision*, Cambridge, Mass., 2000.

Weinstein, Arnold, *A Scream Goes Through the House. What Literature Teaches Us About Life*, New York 2004.

Wells, H. G., *Das Kristallei. Erzählungen*, Leipzig 1987.

Wiener, Norbert, *Mathematik. Mein Leben*, Düsseldorf und Wien 1962.

Wilkomirski, Binjamin, *Fragments. Memories of a Wartime Childhood*, New York 1996.

Wilson, Edward O., *Des Lebens ganze Fülle*, München 1999.

Zeki, Semir, «A Century of Cerebral Achromatopsia», *Brain* 113, 1990, S. 1721–1777.

Zihl, J., D. von Cramon und N. Mai, «Selective Disturbance of Movement Vision after Bilateral Brain Damage», *Brain*, 106 (2), 1983, S. 313–340.

NAMEN- UND SACHREGISTER

Weitere Titel von Oliver Sacks

Awakenings – Zeit des Erwachens

Dankbarkeit

Das innere Auge

Der einarmige Pianist

Der letzte Hippie

Der Mann, der seine Frau mit einem Hut verwechselte

Der Strom des Bewusstseins

Der Tag, an dem mein Bein fortging

Die Insel der Farbenblinden

Drachen, Doppelgänger und Dämonen

Eine Anthropologin auf dem Mars

Migräne

On the Move

Onkel Wolfram

Stumme Stimmen

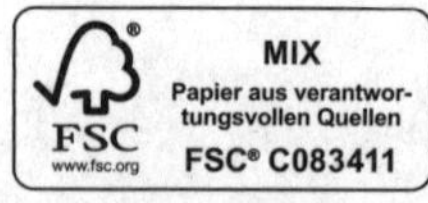

Das für dieses Buch verwendete Papier ist FSC®-zertifiziert.